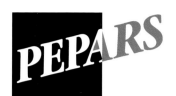

【ペパーズ】
編集企画にあたって…

　頭頸部がん切除後の組織欠損を再建する手術，いわゆる「頭頸部再建」は難しい手術でしょうか．もちろん黎明期にはとてもチャレンジングな手術だっただろうと思います．また現在でも，既往の治療や病歴の影響で組織移植術に関するリスクが大きかったり，非定型的な腫瘍切除が行われたりしたなら難しい手術となります．しかし定型的な腫瘍切除の後に標準的な皮弁を移植する場合は，多くの先達が確立してきた術式が既にありますので，基本的な手技が身についていれば決して難しい手術ではありません．それにもかかわらず，頭頸部再建は難しい，とっつきにくいという声を仄聞することがあります．

　頭頸部再建を難しいと考える理由の一つは，馴染みのない知識が求められるからでしょう．再建外科を担当することが多い形成外科医は，本来は形態修復を主な目的とする外科医ですが，頭頸部再建では機能のことも十分に考慮しなくてはいけません．そのためには，頭頸部の解剖と生理を理解する必要があります．また腫瘍切除によって生じた欠損の大きさと損なわれる機能を正確に知るためには，切除術式に関する理解も必要です．さらに皮弁挙上，血管吻合，皮弁縫着といった基本手技や，各種皮弁の使用法も頭頸部再建に適するようにいくらか改変しなくてはいけません．手術の手技そのものとは異なり，ここで挙げたことの多くは書物から学べるはずですが，私の知る限りでは，頭頸部再建で必要な解剖・生理，切除手術の概要，再建手術の手技，皮弁の用い方などの基本を纏めた書物はほとんどありません．

　本書は「イチから学ぶ！頭頸部再建の基本」と題し，再建外科医だけでなく頭頸部外科医にも御執筆いただく基本事項のテキストブックとして企画しました．本書を読んでいただければ，頭頸部再建の基本が身につくだけでなく，決して難しい手術ではないことがわかってもらえるはずです．企画意図を十分に御理解くださった著者の先生方の御尽力のおかげで，頭頸部再建に興味を持ち始めた若手医師，頭頸部再建を始めたけれど基本を再確認したい中堅医師，若手・中堅医師を指導する立場の熟練医師など，多くの再建外科医にとって有益な内容になったと自負しています．

　最後になりますが，お忙しい中を御執筆くださった著者の先生方，PEPARS 誌の編集顧問並びに編集主幹の先生方，本企画を担当された全日本病院出版会の鈴木由子氏と末定広光氏に心から感謝申し上げます．

2016 年 4 月

橋川和信

KEY WORDS INDEX

和 文

─ あ 行 ─
咽頭機能　12
咽頭再建　12
嚥下機能　1,12,61

─ か 行 ─
下咽頭　68
下咽頭喉頭全摘出術　19
下顎運動　1
下顎再建　61
顎口腔機能　1
基本手技　52
Gambee縫合　68
共通認識　1
胸背動脈穿通枝皮弁　35
頸部郭清術　19
血管吻合　41
喉頭挙上術　19

─ さ 行 ─
再建　52
自動吻合　68
周術期管理　77
術後合併症　77
術後せん妄　77
上顎　52
食道　68
神経縫合　41
舌再建　61
浅下腹壁動脈皮弁　35
浅腸骨回旋動脈穿通枝皮弁　35
穿通枝皮弁　27,35
咀嚼機能　1

─ た 行 ─
中咽頭再建　61
頭蓋底　52
頭頸部再建　27,35,41,77

─ は 行 ─
皮弁　52
副鼻腔機能　12
副鼻腔再建　12
pull through法　19
縫合法　68

─ ま 行 ─
マイクロサージャリー　27,41

─ や 行 ─
遊離組織移植　41,77
遊離皮弁　61
遊離皮弁移植　27

─ ら 行 ─
輪状咽頭筋切除術　19

欧 文

─ A・B ─
automatic anastomosis　68
basic technique　52

─ C・E ─
cricopharyngeal myotomy　19
esophagus　68

─ F〜H ─
flap　52
free flap　61,77
free flap transfer　27
free tissue transfer　41
functional unit reconstruction　1
Gambee suture　68
head and neck reconstruction　27,35,41,77
hypopharynx　68

─ L〜N ─
laryngeal elvation　19
mandibular movement　1
mandibular reconstruction　61
mandibular swing approach　19
mastication　1
maxilla　52
microsurgery　27,41
neck dissection　19
neurorrhaphy　41

─ O・P ─
oromandibular function　1
oropharyngeal reconstruction　61
paranasal sinus function　12
perforator flap　27,35
perioperative management　77
pharyngeal function　12
postoperative complication　77
postoperative delirium　77

─ R・S ─
reconstruction　52
reconstruction of paranasal cavity　12
reconstruction of pharynx　12
SCIP flap　35
shared awareness　1
SIEA flap　35
skull base　52
suture techniques　68
swallowing　1
swallowing function　12,61

─ T・V ─
TAP flap　35
tongue reconstruction　61
total laryngopharyngectomy　19
vascular anastomosis　41

WRITERS FILE

ライターズファイル（五十音順）

赤澤　聡
（あかざわ　さとし）
- 2002年　香川医科大学卒業
　　　　社会福祉法人三井記念病院外科，レジデント
- 2006年　東京大学形成外科入局
　　　　同大学病院，医員
- 2007年　静岡県立静岡がんセンター再建・形成外科，シニアレジデント
- 2009年　静岡県立静岡こども病院，副医長
- 2010年　山梨大学附属病院形成外科，助教
- 2015年　静岡県立静岡がんセンター再建・形成外科，副医長

櫻庭　実
（さくらば　みのる）
- 1990年　弘前大学卒業
　　　　山形県立中央病院，初期研修医
- 1994年　弘前大学大学院修了
　　　　山形県立中央病院形成外科
- 1997年　国立がんセンター東病院，がん専門修練医
- 1998年　同センター中央病院・東病院形成外科医師併任
- 2003年　Gent大学（ベルギー）形成外科留学，医長
- 2006年　国立がんセンター東病院形成外科，医長
- 2010年　同センター東・中央病院併任，頭頸部腫瘍科，形成外科，副科長
- 2012年　同センター東病院形成外科，科長

橋川　和信
（はしかわ　かずのぶ）
- 1997年　神戸大学卒業
　　　　同大学形成外科入局
- 2000年　東京大学形成外科
- 2001年　武蔵野赤十字病院形成外科
- 2003年　神戸大学形成外科
- 2006年　同大学大学院修了
　　　　同大学形成外科，臨床助手
- 2007年　同，助教
- 2012年　同，准教授

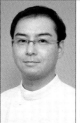

飯田　拓也
（いいだ　たくや）
- 1998年　東京大学卒業
　　　　同大学形成外科入局
- 2005年　静岡県立静岡がんセンター再建・形成外科，副医長
- 2007年　東京大学医学部附属病院形成外科，助教
　　　　（2008年　米国ワシントン大学形成外科留学）
- 2012年　同，特任講師
- 2015年　同，講師

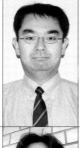

田中　顕太郎
（たなか　けんたろう）
- 1995年　東京大学医学部保健学科卒業
- 2001年　東京医科歯科大学医学部医学科卒業
　　　　同大学形成外科入局
　　　　初期研修を，北海道大学病院，旭川厚生病院で行う．
- 2003年　東京医科歯科大学形成外科
- 2004～07年　国立がんセンター東病院，ジュニアレジデント
- 2007年　東京医科歯科大学形成外科
- 2015年　同大学大学院修了
- 2015年　同大学形成外科，特任助教

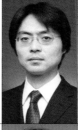

松本　洋
（まつもと　ひろし）
- 2002年　聖マリアンナ医科大学卒業
- 2002年　岡山大学形成外科入局
- 2003年　岡山済生会総合病院形成外科
- 2005年　岡山大学形成外科
- 2006年　大阪市立総合医療センター形成外科
- 2008年　岡山済生会総合病院形成外科
- 2010年　岡山労災病院形成外科
- 2011年　岡山大学形成外科

石田　勝大
（いしだ　かつひろ）
- 1994年　東京慈恵会医科大学卒業
- 1994年　国立国際医療センター胸部外科
- 1996年　埼玉医科大学第一外科
- 1998年　東京慈恵会医科大学形成外科
- 2002年　国立がんセンター東病院頭頸科，形成再建外科
- 2004年　東京慈恵会医科大学形成外科

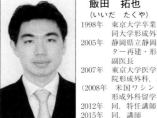

寺尾　保信
（てらお　やすのぶ）
- 1990年　長崎大学卒業
　　　　東京慈恵会医科大学病院研修
- 1992年　同大学形成外科
- 1995年　英国Canniesburn病院
- 1997年　がん・感染症センター都立駒込病院形成再建外科，医員
- 2008年　東京慈恵会医科大学形成外科，准教授
- 2014年　がん・感染症センター都立駒込病院形成再建外科，部長

横尾　聡
（よこお　さとし）
- 1988年　兵庫県立成人病センター（現がんセンター）頭頸部外科，研修医
- 1993年　New Zealand Middlemore Hospital, Plastic Surgical Department 留学
- 1994年　神戸大学大学院医学研究科（口腔外科学）修了（医学博士）
- 1995年　新潟手の外科研究所，マイクロサージャリー技術研修医
- 1997年　神戸大学形成外科，医局長
- 1999年　同大学中央手術部，副部長
- 2002年　同大学歯科口腔外科，講師
- 2008年　群馬大学大学院医学系研究科顎口腔科学分野，教授

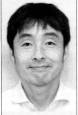

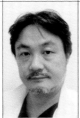

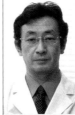

岩江　信法
（いわえ　しげみち）
- 1990年　神戸大学卒業
　　　　同大学医学部附属病院耳鼻咽喉科，研修医
- 1995年　同大学大学院修了
　　　　同大学医学部附属病院耳鼻咽喉科
- 1996年　同大学医学部耳鼻咽喉科，助手
- 1998年　兵庫県立成人病センター耳鼻咽喉科（現兵庫県立がんセンター頭頸部外科），医長
- 2001年　同，科長
- 2010年　同，部長
- 2015年　同，診療情報担当部長兼任

丹生　健一
（にぶ　けんいち）
- 1986年　東京大学卒業
　　　　同大学耳鼻咽喉科入局
- 1990年　癌研究会附属病院
- 1996年　Jefferson医科大学Sydney Kimmel Cancer Center
- 2000年　東京大学耳鼻咽喉科聴覚音声外科，講師
- 2001年　神戸大学耳鼻咽喉科頭頸部外科，教授

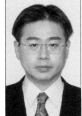

CONTENTS

イチから学ぶ！頭頸部再建の基本
編集／神戸大学准教授　橋川和信

頭頸部再建に必要な顎口腔機能の基本
―顎口腔機能と Functional unit reconstruction― ……………………………横尾　聡ほか　**1**

　　顎口腔機能再建，特に，咀嚼機能再建の考え方と嚥下機能との関連，顎関節機能からみた下顎運動再建について再確認し，顎口腔機能再建の最終目標設定における陥り易い pitfall について，functional unit reconstruction の観点から検討した．

頭頸部再建に必要な鼻腔・副鼻腔・咽頭機能の基本 ………………………岩江　信法ほか　**12**

　　術前機能評価は重要．喉頭挙上時に閉鎖する中咽頭は狭く再建し，喉頭挙上～下降期に開大する下咽頭は内腔に余裕を持たせて再建するのが原則．

頭頸部再建に必要な腫瘍切除の基本 ……………………………………………丹生　健一　**19**

　　支配神経や栄養血管，皮弁の固定や裏縫いに役立つ組織の温存に努め，吻合血管を丁寧に扱い，乳糜瘻の予防と止血に細心の注意を払う．

頭頸部再建で用いられる皮弁の基本的な挙上法 ………………………………櫻庭　実ほか　**27**

　　頭頸部再建で用いられる代表的な皮弁に共通する皮弁挙上法の基礎，および代表的な皮弁におけるコツを取り上げ具体的な例を挙げて述べた．

穿通枝皮弁を頭頸部再建に用いる際の基本 ……………………………………飯田　拓也ほか　**35**

　　穿通枝皮弁は皮弁採取部の犠牲を少なくすると同時に，様々な機能を付加することが可能である．頭頸部再建において今後，重要性を増すと考えられ，その適応，採取法，血管吻合の要点について詳述する．

◆編集顧問／栗原邦弘　中島龍夫
◆編集主幹／百束比古　光嶋　勲　上田晃一

【ペパーズ】
PEPARS No.113/2016.5◆目次

頭頸部再建における血管吻合・神経縫合の基本……………………………田中顕太郎ほか　41
当たり前の手順を確実に行う！　頭頸部再建における血管吻合や神経縫合をどのように成功させるか．そこでは特殊な技術は必要ない．ごく当たり前の基本手順をさぼらずに確実に行うことが重要である．

頭蓋底・上顎再建の基本………………………………………………………松本　洋ほか　52
頭蓋底・上顎再建は，現在のところ標準的な術式は確立されておらず，個々の症例に応じて再建法を検討する必要がある．本稿では頭蓋底・上顎再建における基本的事項について解説した．

舌・下顎・中咽頭再建の基本…………………………………………………寺尾　保信ほか　61
舌，下顎，中咽頭の再建では，単に欠損を修復するのではなく，適した皮弁の選択，縫縮による口狭部の狭小化，残存筋の有効な利用などにより，術後機能を考慮した再建を行う．

下咽頭・頸部食道再建の基本…………………………………………………石田　勝大　68
下咽頭・食道の再建の基本である，腸管吻合方法に関して多く記載した．特に形成外科領域の先生に馴染みの浅い，腸管の器械吻合方法と手縫いによる様々な縫合方法に関してまとめた．

頭頸部再建における周術期管理の基本………………………………………赤澤　聡ほか　77
当院で行っている頭頸部再建における術後合併症の予防と早期発見および早期離床による早期回復を目指した周術期管理について再建部位ごとの要点も含めて報告する．

ライターズファイル………………………………	前付 3
Key words index…………………………………	前付 2
PEPARS　バックナンバー一覧……………	88, 89
PEPARS　次号予告………………………………	90

「PEPARS®」とは Perspective Essential Plastic Aesthetic Reconstructive Surgery の頭文字より構成される造語．

Monthly Book Derma. 創刊 20 周年記念書籍

そこが知りたい 達人が伝授する
日常皮膚診療の極意と裏ワザ

■編集企画：**宮地　良樹**
（滋賀県立成人病センター病院長/京都大学名誉教授）
B5判　オールカラー　2016年5月発行
定価（本体価格：12,000円＋税）　380ページ
ISBN：978-4-86519-218-6 C3047

おかげをもちまして創刊20周年！
"そこが知りたい"を詰め込んだ充実の一書です!!

新薬の使い方や診断ツールの使いこなし方を分かりやすく解説し，日常手を焼く疾患の治療法の極意を各領域のエキスパートが詳説．「押さえておきたいポイント」を各項目ごとにまとめ，大ボリュームながらもすぐに目を通せる，診療室にぜひ置いておきたい一書です．

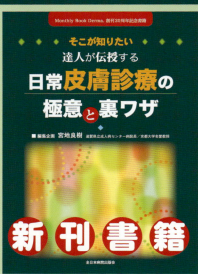

目　次

Ⅰ．話題の新薬をどう使いこなす？
1. BPO 製剤　　　　　　　　　　　　　　　吉田　亜希ほか
2. クレナフィン®　　　　　　　　　　　　　渡辺　晋一
3. ドボベット®　　　　　　　　　　　　　　安部　正敏
4. 抗 PD-1 抗体　　　　　　　　　　　　　中村　泰大ほか
5. スミスリン®ローション　　　　　　　　　石井　則久
6. グラッシュビスタ®　　　　　　　　　　　古山　登隆

Ⅱ．新しい診断ツールをどう生かす？
1. ダーモスコピー
  a）掌蹠の色素性病変診断アルゴリズム　　皆川　茜ほか
  b）脂漏性角化症，基底細胞癌の診断ツールとして　貞安　杏奈ほか
  c）疥癬虫を見つける　　　　　　　　　　和田　康夫
  d）トリコスコピーで脱毛疾患を鑑別する　乾　重樹
2. Ready-to-use のパッチテストパネル活用法　伊藤　明子

Ⅲ．最新の治療活用法は？
1. ターゲット型エキシマライトによる治療　森田　明理
2. 顆粒球吸着療法　　　　　　　　　　　　金蔵　拓郎
3. 大量γグロブリン療法
  ―天疱瘡に対する最新の治療活用法は？　青山　裕美
4. 新しい乾癬生物学的製剤　　　　　　　　大槻マミ太郎

Ⅳ．ありふれた皮膚疾患診療の極意
1. 浸軟した趾間白癬の治療のコツ　　　　　常深祐一郎
2. 真菌が見つからない足白癬診断の裏ワザ　常深祐一郎
3. 特発性蕁麻疹治療―増量の裏ワザ　　　　谷崎　英昭
4. 蕁麻疹寛解後いつまで抗ヒスタミン薬を内服すべきか　田中　暁生
5. アトピー性皮膚炎のプロアクティブ療法　中原　剛士
6. 母親の心を動かすアトピー性皮膚炎治療　加藤　則人
7. 帯状疱疹関連痛治療のコツ　　　　　　　渡辺　大輔
8. 爪扁平苔癬と爪乾癬の鑑別　　　　　　　遠藤　幸紀

Ⅴ．新しい皮膚疾患の診療
1. ロドデノール誘発性脱色素斑　　　　　　鈴木加余子ほか
2. 分子標的薬による手足症候群　　　　　　松村　由美
3. イミキモドの日光角化症フィールド療法　出月　健夫
4. 日本紅斑熱と牛肉アレルギーの接点　　　千貫　祐子ほか

Ⅵ．手こずる皮膚疾患の治療法～いまホットなトピックは？
1. 病状が固定した尋常性白斑　　　　　　　谷岡　未樹
2. 多発する伝染性軟属腫　　　　　　　　　馬場　直子
3. 急速に進行する円形脱毛症　　　　　　　大日　輝記

4. 凍結療法に反応しない足底疣贅　　　　　石地　尚興
5. 尋常性痤瘡のアドヒアランス向上法　　　島田　辰彦
6. テトラサイクリンに反応しない酒皶　　　大森　遼子ほか
7. メスを使わない陥入爪・巻き爪の治療法　原田　和俊
8. 掌蹠多汗症は治せる　　　　　　　　　　横関　博雄
9. 痛みと抗菌を考えた皮膚潰瘍のドレッシング材活用法　　　　　　　　　　　　　　　門野　岳史ほか
10. 伝染性膿痂疹―耐性菌を考えた外用薬選択法　白濱　茂穂
11. IgA 血管炎（Henoch-Schönlein）
    ―紫斑以外に症状のないときの治療法は？　川上　民裕
12. 糖尿病患者の胼胝・鶏眼治療は？　　　　中西　健史

Ⅶ．変容しつつある治療の「常識」
1. 褥瘡患者の体位変換は考えもの？　　　　磯貝　善蔵
2. アトピー患者は汗をかいたほうがいい？　室田　浩之
3. スキンケアで食物アレルギーが防げる？　猪又　直子
4. フィラグリンを増やせばアトピーがよくなる？　大塚　篤司
5. 保湿剤で痒疹が改善する？　　　　　　　宇都宮綾乃ほか
6. 肝斑にレーザーは禁物？　　　　　　　　葛西健一郎
7. 小児剣創状強皮症にシクロスポリンが効く？　天日　桃子ほか
8. 下腿潰瘍の治療は外用より弾性ストッキングのほうが重要？　　　　　　　　　　　　藤澤　章弘
9. 皮膚科医に診断できる関節症性乾癬とは？　山本　俊幸
10. 一次刺激性接触皮膚炎の本態は？　　　　川村　龍吉
11. 長島型掌蹠角化症は意外に多い？　　　　椛島　健治
12. 菌状息肉症はアグレッシブに治療しないほうがいい？　　　　　　　　　　　　　　菅谷　誠
13. 脂腺母斑に発生する腫瘍は基底細胞癌ではない？　竹之内辰也
14. 扁平母斑とカフェオレ斑―日本と海外の認識の違いは？　　　　　　　　　　　　　伊東　慶悟
15. 帯状疱疹で眼合併症の有無を予見するには？　浅田　秀夫

TOPICS
1. 乳児血管腫に対するプロプラノロール内服治療　倉持　朗
2. 乾癬治療薬として公知申請に向け動き出したメトトレキサート　　　　　　　　　　　五十嵐敦之
3. 帯状疱疹ワクチン開発の現況　　　　　　渡辺　大輔
4. 日本人の肌の色を決定する遺伝子は？　　阿部　優子ほか
5. IgG4 関連疾患　　　　　　　　　　　　多田　弥生ほか
6. ジェネリック外用薬の問題点　　　　　　大谷　道輝
7. 好酸球性膿疱性毛包炎―日本の現状は？　野村　尚史
8. 足底メラノーマは汗腺由来？　　　　　　岡本奈都子
9. がん性皮膚潰瘍臭改善薬―メトロニダゾールゲル　渡部　一宏

（株）全日本病院出版会
〒113-0033　東京都文京区本郷 3-16-4
TEL：03-5689-5989　FAX：03-5689-8030
お求めはお近くの書店または弊社ホームページ(http://www.zenniti.com)まで！

◆特集／イチから学ぶ！頭頸部再建の基本

頭頸部再建に必要な顎口腔機能の基本
―顎口腔機能と Functional unit reconstruction―

横尾　聡[*1]　牧口貴哉[*2]　神戸智幸[*3]

Key Words：顎口腔機能(oromandibular function)，咀嚼機能(mastication)，嚥下機能(swallowing)，下顎運動(mandibular movement)，functional unit reconstruction，共通認識(shared awareness)

Abstract　腫瘍切除による組織欠損のために機能が失われた顎口腔領域は，形態的に復元，再形成することはできても，術前と同様の機能回復は不可能である．欠損に対応した，術後に患者が受け入れることのできる新しい機能体系を構築する再建を functional unit reconstruction と言う．Functional unit の理念に立つと，顎口腔を舌，口腔底，下顎骨などと個々の臓器ごとに，すなわち単臓器を再建するという考え方では，効果ある機能再建は不可能であることに気付く．顎口腔機能全体の中でのそれぞれの臓器の必要性や意義を考え，functional unit が機能するための再建を行う必要がある．下顎再建を含めた顎口腔機能再建の遂行のためには，「摂食とは何か」という壮大なテーマに向けた形成外科医，口腔外科医，頭頸部外科医，顎顔面補綴医の共通認識，すなわち，手術術式以外の治療目的・目標と問題意識の共有化が必要である．そのためには，まず，咀嚼機能や顎関節機能を含めた下顎機能など，顎口腔機能の十分な理解が必要である．本稿では，咀嚼機能再建の考え方と嚥下機能との関連，顎関節機能からみた下顎運動再建について再確認し，顎口腔機能再建の最終目標設定における陥り易い pitfall について検討した．

はじめに

咀嚼(mastication)とは，一般的に「食物を口腔内に取り込んで，これを上下顎の歯や歯列間で切断，粉砕して，唾液と混合することによって嚥下できるまでの食塊を形成する一連の過程」と定義されている[1]．これは，咀嚼には，顎口腔系を構成する組織や器官のほとんどすべてが関与していることを意味している．すなわち，歯，歯周組織，顎骨，顎口腔系を構成する筋肉，舌，口唇，頬粘膜，口腔底，唾液腺などが，口腔内の種々の感覚情報をもとに，中枢神経系によって複雑，巧妙に調節されて咀嚼は遂行される．

咀嚼に際しての歯の咬合面は食物を保持し，必要に応じて切断し，臼磨するという重要な役割を担っているので，咬合と咀嚼時の下顎運動，咀嚼筋活動の様相など，多くの研究がこれまでなされてきた．そのため下顎再建，特に咀嚼機能の再建を考える時，咬合＝咀嚼という間違った概念が浸透し，その概念のもとに再建手術を実施している形成外科医，口腔外科医，頭頸部外科医，そして顎顔面補綴医が実に多い．また，咀嚼と嚥下は一連の動作であるため，それぞれの再建がそれぞれの機能に影響を及ぼす．

下顎の運動機能の要は顎関節である．顎関節は下顎頭，靱帯，円板などの構造物で構成され，咀嚼筋，歯などとの複雑な協調により下顎運動が成り立っている．そのため顎関節機能を考慮した下顎運動の機能再建は容易ではない．

本稿では，咀嚼機能再建の考え方と嚥下機能との関連，顎関節機能からみた下顎運動再建につい

[*1] Satoshi YOKOO, 〒371-8511　前橋市昭和町 3-39-22　群馬大学大学院医学系研究科顎口腔科学分野，教授
[*2] Takaya MAKIGUCHI, 同大学大学院医学系研究科顎口腔科学分野，講師／同大学医学部附属病院形成外科，診療教授
[*3] Tomoyuki KANBE, 同大学医学部附属病院歯科口腔・顎顔面外科，医員

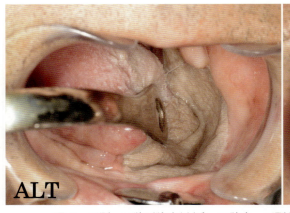 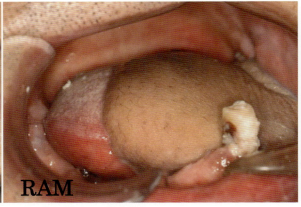

図 1. 下顎・口腔再建症例（舌・口腔底・下顎歯槽部・頬粘膜合併欠損症例，下顎は辺縁切除）　a｜b
a：Strategy 1 咬合機能（義歯装着）回復を最終目標とした再建．形態を再現しやすい前外側大腿皮弁を使用し，それぞれの anatomical space を分離することによって denture space を作成し，最終的に義歯装着が可能な顎堤を形成した．
b：Strategy 2 嚥下機能回復を最終目標とした再建．口腔底隆起を形成すると同時に舌，口腔底，歯槽，頬粘膜を同一の高さにして，舌運動が阻害されないこと，口腔底に食塊が残存しないこと，食塊が無意識に喉頭に流入しないことに留意し，口腔全体としての新しい機能体系を構築した．

て再確認し，顎口腔機能再建の最終目標設定における陥り易い pitfall について，functional unit reconstruction の観点から考えてみたい．

咀嚼機能再建と嚥下機能再建
—Functional unit reconstruction の概念—

組織欠損により機能が失われた顎口腔領域は，術前と同様の状態には戻らない．欠損すなわち機能障害に対応した，術後に患者が受け入れることのできる新しい機能体系を構築することが再建の目的である．つまり，手術前の形態を再形成することではない．失われた個々の解剖学的形態を再建するのではなく，functional unit が機能するための再建を行わなければならない．これが，functional unit reconstruction の概念である．Functional unit reconstruction を成功に導くためには，あえて正常構造を破壊することが必要な場合もあるかもしれない．

下顎再建を行う場合，その目的をどこに置くか，その目的は咬合だけでよいのか，咬合を含めた咀嚼なのか，嚥下なのか，また美容・整容の回復なのか，さらには他の目的があるのかなどの指標を症例個々に設定していく必要がある．再建の目的・目標設定の誤りは介入治療の誤りにつながり，

これがアウトカムに影響し，目的・目標の達成を困難にする．Functional unit reconstruction の観点から，症例を通じて，問題を提起したい．

口腔底癌 T4a で，舌（半側切除），口腔底，下顎骨歯槽突起（辺縁切除）および頬粘膜の合併欠損症例である．この症例の再建には 2 つの strategy が考えられる．ひとつは，義歯装着を目標とする，すなわち，咬合機能の回復を目標とする再建である．各器官の形態が重視されるため，形態を再現しやすい前外側大腿皮弁や前腕皮弁を使用し，それぞれの anatomical space を分離することによって denture space を作成し，最終的に義歯装着が可能な顎堤を形成することになる．結果として，再建によって義歯装着は可能となった．しかし，顎堤形成による皮弁癒着と義歯の装着によって舌可動制限が生じ，食塊形成能は低下した．さらに咽頭部の皮弁容量が少ないことで嚥下前誤嚥が頻発し，最終的には胃瘻となった（図 1-a）．もうひとつの strategy は切除側の義歯装着（咬合回復）には執着せず，特に嚥下機能を重視して再建を行うというものである．知覚のない口腔底を隆起させ，嚥下時に必要な口腔底運動を静的に再建し，口腔全体としての新しい機能体系の構築を検討する．そのため，舌，口腔底，歯槽，頬粘膜を

同一の高さとして再建し，舌運動が阻害されないこと，口腔底に食塊が残存しないこと，食塊が無意識に喉頭に流入しないことに留意することが必要である．結果として，再建側の義歯装着は不可能であったが，咀嚼機能，嚥下機能に問題なく，早期退院が可能であった（図1-b）．

咀嚼の定義を機能再建の側面から考えると，manipulation（撹拌），trituration（すりつぶし），consolidation（食塊形成）の3つの複合機能として捉えることができる．この中で咬合の役割は trituration のみであり，その他は，舌運動，口腔底運動，頬粘膜運動，さらには唾液分泌などの協調により生み出される機能である．すなわち咬合は舌運動，口腔底運動，頬粘膜運動などと共に咀嚼系を構築する functional unit のひとつでしかない．咬合のみを再建しても咀嚼機能の回復が得られない症例，咬合再建を行うことによってかえって嚥下機能障害が発現する症例，さらには舌切除のみによって咬合障害を訴える症例（舌のみを切除したにも拘わらず咬めなくなった）などが認められるのはこのためである．下顎欠損だからと言って，下顎単体のみの形態回復に執着すると functional unit reconstruction が達成できない，すなわち咀嚼機能再建が達成できないことに気付く．

咀嚼障害は器質的咀嚼障害と運動性咀嚼障害に分類されるが，再建を行う際，腫瘍切除によりもたらされる咀嚼障害が器質性か運動性か，さらにその混合形態かという判断は極めて重要である．

表 1.

絶対的目標：90%以上達成
　① 周術期生存
　② 胃瘻・気管チューブ不要
　③ 皮弁生着
　④ 閉唇

標準的目標：2年で2/3以上達成
　① 局所コントロール
　② 咬合接触
　③ 開口30 mm以上
　④ 閉唇

努力目標：各人で設定
　再建部の補綴，整容など

下顎再建の目的設定における pitfall
—最終的にどの機能を再建するか—

治療目的・目標とそのアウトカムから治療介入が正しかったかを判断するためには，下顎再建の治療目的・目標を簡潔に明確化する必要がある．表1に我々の下顎再建における総合的治療目的・目標を示す．悪性腫瘍切除後の下顎再建には下顎歯肉癌切除後の下顎骨再建と舌・口腔底癌 T4a 切除後の下顎・口腔再建に分類され，これらは，下顎骨以外の合併切除組織が異なり，術後の機能障害も同一ではない．さらに，下顎歯肉扁平上皮癌では5年生存率が80〜90%[3〜5]であるのに対し，舌・口腔底扁平上皮癌 T4a，すなわち stage Ⅳでは 30〜50%[6]とその予後も大きく異なることから，治療目的・目標は明確に区別される必要がある（図2）．そこで，これまでわれわれが経験し

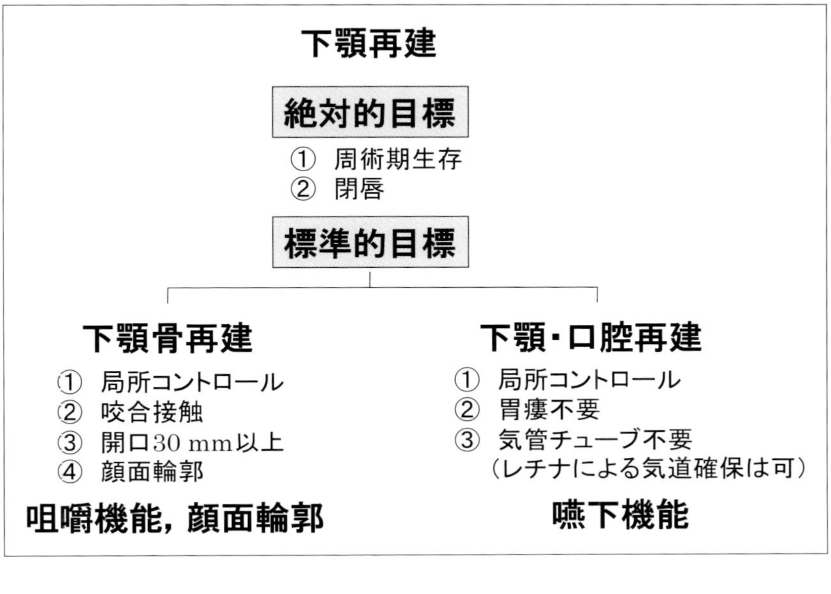

図 2.
下顎再建と下顎・口腔再建における目的・目標の相違

下顎再建
　絶対的目標
　　① 周術期生存
　　② 閉唇
　標準的目標

下顎骨再建
　① 局所コントロール
　② 咬合接触
　③ 開口30 mm以上
　④ 顔面輪郭
咀嚼機能，顔面輪郭

下顎・口腔再建
　① 局所コントロール
　② 胃瘻不要
　③ 気管チューブ不要
　　（レチナによる気道確保は可）
嚥下機能

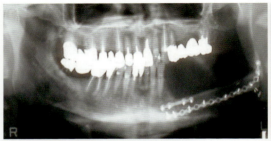
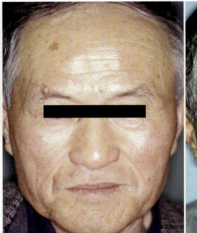
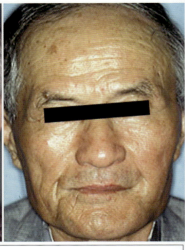
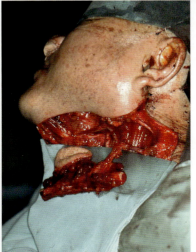
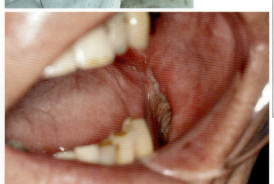

図 3.
症例 1
a：再建後の腓骨の状態（パノラマX線写真）
b：血管吻合終了後
c：再建後の口腔内
d：術前・術後顔貌（① 術前，② 術後）
e：アウトカムからみた治療目的・目標と治療介入の妥当性

た代表的な下顎再建症例のアウトカム（目的・目標達成）を通して，下顎再建の目的・目標設定と介入治療が妥当であったかをレトロスペクティブに検討した．

1．下顎骨再建：下顎歯肉癌

症例1：71歳，男性

左側下顎歯肉扁平上皮癌（T2N0M0：下顎管分類）にて，肩甲舌骨筋上頸部郭清術，下顎区域切除術，遊離腓骨皮弁による再建術を施行した．残在歯により咬合機能には問題を生じなかった（図3-a～d）．そのため，顎堤形成や義歯装着は努力目標とした．アウトカムから考えて，治療目的・目標の設定と本治療法の介入は妥当であったと考えられた（図3-e）．

症例2：45歳，女性

右側下顎歯肉扁平上皮癌（T4aN0M0：下顎管分

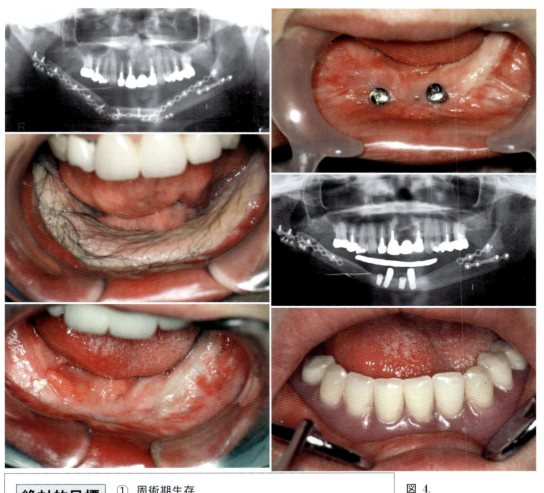

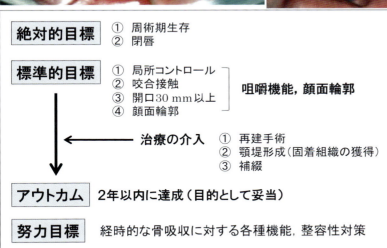

図 4.
症例 2
 a：再建後の腓骨の状態（パノラマX線写真）
 b：再建後の口腔内
 c：顎堤形成（非可動組織獲得手術）後の口腔内
 d：磁性アタッチメント付きインプラントの埋入
 e：インプラントの埋入後のパノラマX線写真
 f：マグネット付き義歯による咬合再建
 g：アウトカムからみた治療目的・目標と治療介入の妥当性

類）にて，肩甲舌骨筋上頸部郭清術，下顎区域切除術，遊離腓骨皮弁による再建術を施行した．術後，口腔内は皮弁修正と粘膜移植による顎堤形成（非可動組織獲得手術）を施行し，無歯顎であったため，磁性アタッチメント付きデンタル・インプラントとマグネット付き義歯にて咬合再建を行った（図 4-a～f）．アウトカムから考えて，治療目標の設定と本治療法の介入は妥当であったと考えられた（図 4-g）．

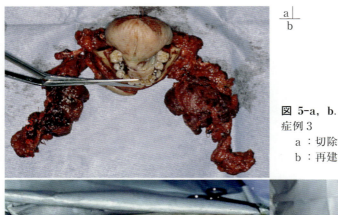
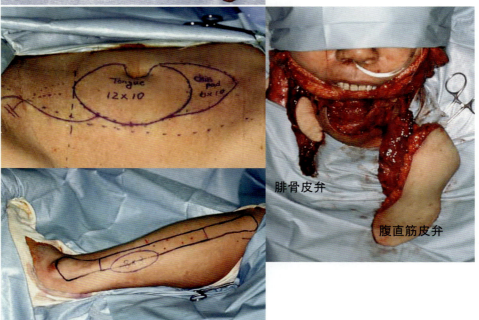

図 5-a, b.
症例 3
　a：切除範囲
　b：再建の実際

2．下顎・口腔再建：口腔底癌 T4a

症例 3：66 歳，男性

　口腔底扁平上皮癌（T4aN2cM0）にて，両側根治的頸部郭清術（変法），舌・口腔底合併切除（舌切除は舌亜全摘：舌可動部全摘＋舌根部分切除），下顎区域切除術，遊離腓骨皮弁による下顎骨再建術，遊離腹直筋皮弁による舌・口腔底および顔面（オトガイ部）輪郭再建術，喉頭挙上術を施行した．両側根治的頸部郭清においては，両側胸鎖乳突筋切除に加え舌骨上筋群を広範に切除した．再建では，再建舌の容量減少防止のために肋間神経と舌下神経の神経縫合を施行した（図 5-a, b）．オトガイに使用する皮弁部はデヌードし，再建腓骨まで pull-through させて，ロール状にして隆起を再建した（図 5-c）．術後 3 か月で嚥下機能は回復し，嚥下調整食 2-1 の摂取が可能となった．術後 3 年では嚥下調整食 3 の摂取が可能なまでに回復した．気道の問題も認めなかった．隆起型再建舌など，再建形態も維持されていた（図 5-d）．アウトカムから考えて，治療目的・目標の設定と本治療法の介入は妥当であったと考えられた（図 5-e）．

顎関節機能からみた下顎運動再建
―下顎半側欠損における
functional unit reconstruction―

　下顎半側欠損または後方半側欠損における再建方法はいまだに共通の見解がない．この再建の機能的目的は下顎運動と咬合であることには異論はないと思われる．すなわち，下顎機能の functional unit は，咀嚼筋と顎関節（下顎頭，靱帯，円

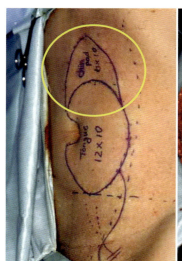
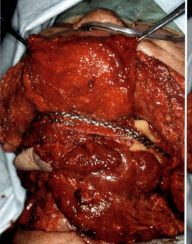
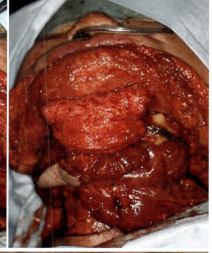
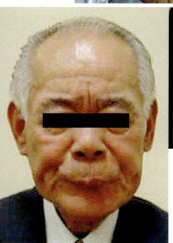
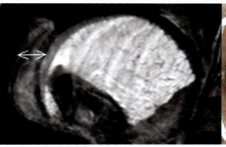
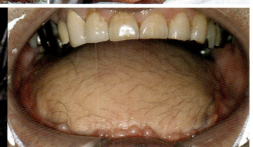

図 5-c〜e.
症例 3
c：顔面輪郭再建の工夫
　①オトガイ隆起再建に使用するRAM皮弁部
　②腓骨による下顎再建と使用するRAM皮弁部の pull-through
　③Denude 皮弁によるオトガイ形成
d：術後3年の状態
e：アウトカムからみた治療目的・目標と治療介入の妥当性

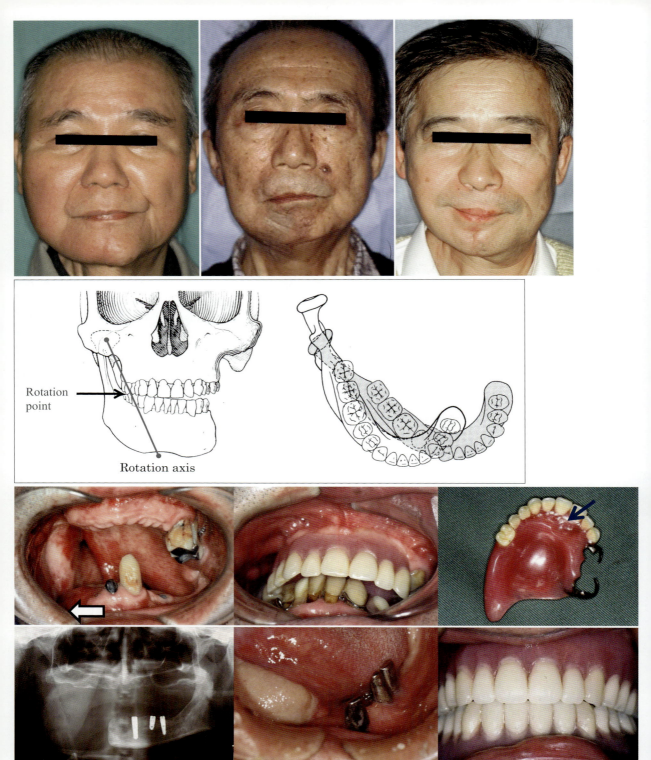

図 6. 顎関節機能からみた下顎運動再建―下顎半側欠損における functional unit reconstruction―
a：遊離腹直筋皮弁のみによる整容的輪郭再建．① 術後 7 年，② 術後 2 年，③ 術後 1 年
b：下顎（後方）半側切除における残存下顎の切除側への偏位と回転
c：下顎偏位に対する補綴的対応
 ① パラタル・ランプ付き義歯：⇒偏位方向，→咬合を回復するために設置されたパラタル・ランプ（食事形態：軟食）
 ② 残存骨に埋入されたデンタル・インプラント：磁性アタッチメント付き義歯の装着（食事形態：普通食）

板などの顎関節構造物）および歯（義歯またはインプラント）と考えることができる．Functional unit reconstruction の概念から考えると，下顎切除後の咀嚼筋群，下顎靱帯，さらには関節円板や関節包などの顎関節構造物の機能再建が成されずに，単なる遊離端の骨弁やプレートの顎関節窩への挿入は，顎機能再建とはならないことを意味している．また，このような再建では，術後，重力により再建側全体が経時的に沈下することが多い．再建側の残存組織の瘢痕拘縮や健側顎関節の荷重負担による疲労に起因した機能障害のために，開口障害も多く発生する．われわれの経験や同様の報告[7][8]から，下顎半側欠損または後方半側欠損における切除側の機能再建は困難であると判断し，われわれは MD アンダーソン癌センターの Kroll ら[9]，Butler ら[10]の方法を基本とした筋皮弁のみによる整容的輪郭再建を施行している（図 6-a）．Disa ら[11]，中川ら[12][13]は同様の再建を行い，術後の嚥下機能や会話機能は良好で，満足行くものであったと報告している．しかし，この再建の場合，残存下顎の切除側への偏位が大きく，咬合の再構成が課題となる（図 6-b）．特に無歯顎やそれに準ずる歯牙欠損症例では，咬合再建がさらに難しい．この問題に対しわれわれは，術後補綴の工夫が必須であり，残存骨へのデンタル・インプラントの応用やパラタル・ランプなどの術後補綴の工夫と厳密な咬合管理があって，はじめて筋皮弁のみによる整容的下顎半側再建が有効な再建法になると考えている（図 6-c）．しかし，本法は顎関節機能の再建が現時点では不可能なことからくる妥協であることは間違いない．下顎半側切除に対し骨性再建またはプレートでの遊離端再建が患者の QOL の向上に貢献しているという報告[14][15]もあることから，本欠損に対する顎関節機能を含めた機能再建方法についての検討は，重要な課題である．

おわりに
―顎口腔機能再建の困難性―

　顎口腔欠損に対する再建材料は何が適しているかという議論がいまだ成されているが，それはそれで重要かもしれない．しかし，再建を行う目的をどこに置くか，下顎再建であれば，その目的は咬合だけで良いのか，咬合を含めた咀嚼なのか，嚥下なのか，また美容・整容の回復なのか，さらには他の目的があるのかなどの指標を症例個々に設定していく必要がある．目的が達成できれば，再建材料などは何を使用してもよいのである．

　顎口腔再建の目的達成を判断するための再建後の機能評価も難しい．下顎骨，舌などの単体の運動評価では食事形態などの機能に反映しないことが多く，また食事形態が満足度に直結しないことも顎口腔機能再建評価をさらに難しくしている．下顎再建は顔貌の美容・整容回復のためにも重要であるが，機能再建が美容・整容再建の妨げになることもあるし，逆に美容・整容を重視すると機能に問題が生じる場合もある．たとえば，下顎再建を考える時，下顎骨という単体再建ではなく，顎口腔機能や顔貌全体の中での下顎再建の必要性や意義を考える functional unit reconstruction の概念が重要で，かつ，それぞれの機能や美容・整容に対し，どこに妥協点を見出すかという問題にもなる．

　下顎再建を含めた顎口腔機能再建は，「摂食とは何か」という壮大なテーマに向けた形成外科医，口腔外科医，頭頸部外科医，顎顔面補綴医の共通認識，すなわち，手術術式以外の治療目的・目標と問題意識の共有化を進め，簡潔に明確化することが先決であると思われる．そのためには，まず，咀嚼機能や顎関節機能を含めた下顎機能など，顎口腔機能の十分な理解が必要である．

文　献

1) 森　隆司：咀嚼．咬合学事典．長谷川成男，坂東永一（編）．103，医歯薬出版，1997．
2) 増田裕次：顎関節の構造と機能．口腔科学．戸塚

靖則，高戸　毅(監修)．67-70，朝倉書店，2013．
3) 武　宜昭，梅田正博ほか：下顎歯肉扁平上皮癌の臨床的・病理組織学的検討．口科誌．**43**：263-269，1994．
4) 武　宜昭，梅田正博ほか：下顎歯肉扁平上皮癌における下顎骨切除方法と原発巣再発の関係について．口科誌．**45**：51-56，1996．
5) 根岸明秀，信澤愛子ほか：下顎歯肉扁平上皮癌の下顎骨浸潤評価と切除法選択に関する診断学的・治療学的検討．頭頸部癌．**40**：318-323，2014．
6) Werning, J. W., Mendenhall, W. M.：Cancer of the oral tongue and floor of mouth. Oral cancer—diagnosis, management, and rehabilitation—. Werning, J. W., ed. 97-118, Thieme, New York, 2007.
7) 野谷健一，牧野修治郎ほか：下顎頭を含む下顎再建例の問題点について．北海道歯誌．**17**：46-50，1996．
8) Komisar, A.：The functional result of mandibular reconstruction. Laryngoscope. **100**：364-374, 1990.
9) Kroll, S., Robb, G., et al.：Reconstruction of posterior mandibular defects with soft tissue using the rectus abdominis free flap. Br J Plast Surg. **51**：503-507, 1998.
10) Butler, C. E., Lewin, J. S.：Reconstruction of large composite oromandibulomaxilliary defects with free vertical rectus abdomitis myocutaneous flaps. Plast Reconstr Surg. **113**：499-507, 2004.
11) Disa, J. J., Pusic, A. L., et al.：Simplifying microvascular head and neck reconstruction：a rational approach to donor site selection. Ann Plast Surg. **47**：385-389, 2001.
12) 中川雅裕，飯田拓也ほか：下顎切除後の硬性再建を行なわない遊離皮弁単独再建．頭頸部癌．**34**：482-487，2008．
13) 中川雅裕，永松将吾ほか：下顎骨再建—血管柄付遊離骨移植と遊離軟部組織移植の比較—．口腔腫瘍．**22**：134-137，2010．
14) Keith, M. W., Nabil, M. R., Shanna, L. R. N. A., et al.：Effects of hemimandibulectomy on quality of life. Laryngoscope. **108**：1574-1577, 1998.
15) Talenski, A., Markowitz, B., et al.：Cost and outcome of osteocutaneous free tissue transfer pedicled soft tissue reconstruction for composite mandibular defects. Plast Reconstr Surg. **97**：1167-1178, 1996.

新刊書籍

みみ・はな・のど
感染症への上手な抗菌薬の使い方
－知りたい、知っておきたい、知っておくべき使い方－

編集　鈴木賢二
　　　藤田保健衛生大学医学部名誉教授
　　　医療法人尚徳会ヨナハ総合病院院長

B5判　136頁　定価 5,200 円＋税

2016 年 4 月発行

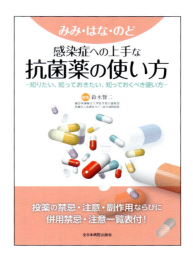

耳鼻咽喉科領域の主な感染症における抗菌薬の使用法について、使用にあたり考慮すべき点、疾患の概念、診断、治療等を交えながら、各分野のエキスパート達が詳しく解説！

投薬の禁忌・注意・副作用ならびに併用禁忌・注意一覧表付！

目次

略語一覧

Ⅰ．これだけは"知りたい"抗菌薬の使い方
1．PK/PD を考慮した使い方
2．耳鼻咽喉科領域の感染症治療薬と併用薬との薬物相互作用
3．乳幼児・小児への使い方
4．高齢者への使い方
5．妊婦、授乳婦への使い方
6．肝腎機能を考慮した使い方

Ⅱ．これだけは"知っておきたい"抗菌薬の使い方
1．慢性中耳炎
2．慢性鼻副鼻腔炎
3．慢性扁桃炎、習慣性扁桃炎
4．咽喉頭炎
5．唾液腺炎

Ⅲ．これだけは"知っておくべき"抗菌薬の使い方
1．急性中耳炎
2．急性鼻副鼻腔炎
3．急性扁桃炎
4．扁桃周囲炎、扁桃周囲膿瘍
5．喉頭蓋炎
6．蜂窩織炎
7．深頸部膿瘍

索引

投薬の禁忌・注意・副作用ならびに併用禁忌・注意一覧

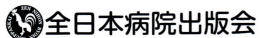 全日本病院出版会

〒113-0033　東京都文京区本郷 3-16-4　Tel:03-5689-5989
http://www.zenniti.com　　　　　　　　Fax:03-5689-8030

お求めはお近くの書店または弊社ホームページまで！

◆特集／イチから学ぶ！頭頸部再建の基本

頭頸部再建に必要な鼻腔・副鼻腔・咽頭機能の基本

岩江信法[*1] 榊原俊介[*2]

Key Words：副鼻腔機能（paranasal sinus function），咽頭機能（pharyngeal function），副鼻腔再建（reconstruction of paranasal cavity），咽頭再建（reconstruction of pharynx），嚥下機能（swallowing function）

Abstract 鼻副鼻腔再建では施行可能な機能再建が限局されているため，整容に対する配慮からの再建の役割が大きい．晩期有害事象としての貯留囊胞が生じないよう，深部粘膜の遺残と封じ込めに注意する．

咽頭再建では，嚥下機能のみならず呼吸機能，免疫機能，感染防御なども含めて総合的に考えると，可及的に残存咽頭粘膜で再建を行い，不足部分を皮弁で再建するのが生理的である．

喉頭挙上期に一時的閉鎖を必要とする上咽頭中咽頭境界部（鼻咽腔）や舌根部から声門上にかけての中咽頭部分は，可及的に狭い咽頭腔再建を心掛ける．

喉頭挙上期から喉頭下降期にかけて一時的開大を要する下咽頭部はその逆に狭く再建すると，① 喉頭挙上期の喉頭前上方移動の妨げになる，② 喉頭下降期に梨状陥凹が食塊を十分に受けとめられない，という問題が生じる．余裕ある内腔を形成して喉頭挙上運動の妨げをなくし，喉頭腔への食塊の流れ込みによる誤嚥を防止する．

はじめに

鼻腔・副鼻腔・咽頭は上気道を形成し，除塵により異物侵入を防御して吸入外気を浄化するとともに，加温・加湿を行うことで下気道を保護する役割を有している．また，鼻腔・副鼻腔が純粋な呼吸路として存在しているのに対し，咽頭は食物通過路として上部消化管の役割も果たしており，喉頭・咽頭・口腔が協働して機能することで嚥下の制御と下気道への食物誤飲防御を担っている．感覚入力としての求心神経から，嚥下筋活動を制御する運動神経までに介在する一連の神経ネットワークは嚥下の central pattern generator と呼ばれ，それらが高度に連携した働きをみせることで生命維持に不可欠な嚥下機能が保たれている．さらには，呼気を用いて声帯振動を起こすことにより得られた原音を上気道で共鳴させ構音することにより会話を成立させており，社会生活上も非常に重要な臓器群である．

頭頸部癌切除後の再建においては上記の呼吸・嚥下機能を維持することが基本となるが，切除部位や範囲によっては臓器機能を元通りに再現することは非常に困難なことも多い．したがって，再建を考える際には本来の形態に固執しすぎることなく，残存組織の知覚や運動機能の保存状態を十分に把握して最大限に利用することが優先される．それでも不足する容量や機能に対しては，単に再建材料のボリュームや形状だけに頼ることなく，喉頭挙上術や輪状咽頭筋切除術などのあらゆる嚥下機能改善手技を駆使した機能再建ができるかどうかも重要な因子となる．

[*1] Shigemichi IWAE，〒673-8558 明石市北王子町 13-70 兵庫県立がんセンター頭頸部外科，部長
[*2] Shunsuke SAKAKIBARA，同センター形成外科，医長

鼻腔・副鼻腔の機能

鼻副鼻腔の機能として，嗅覚，呼吸路，吸気の加湿，発声時の共鳴腔，頭部の軽量化，粘液産生による免疫応答や浄化作用などが一般的に知られている．またそれに加えて上顎洞，篩骨洞，蝶形骨洞，前頭洞はそれぞれが固有の機能や存在理由を有していると考えられるが，役割の全容については未だ解明されていない．

1．上顎洞の機能

4つの副鼻腔中で最も内腔容積が大きく頭部軽量化の中心的存在であり，また洞内に貯留した空気を吸気に混ぜることで加温・加湿を担う役割も最大と考えられる．洞内分泌液も加湿や除塵に一役買っている．咬合時の衝撃を直接脳へ伝達させないためのショックアブソーバーとしての役割もあると考えられているが明らかではない．また眼窩内に強大圧が加わった際は，眼球破裂が生ずる一歩手前で上顎洞の上壁(眼窩底)が骨折して除圧し眼球破裂を回避する役割を果たす．

上顎全摘出術後の上顎歯槽再建は整容的にも機能的にも望まれるところであるが，そもそも強大な咬合圧がかかる部位ゆえに，術前と同等の咬合を再建することは困難が予想される．機能よりも整容面が中心とならざるを得ない．眼窩底の再建についても眼位の保持や整容的側面から重要だが，上顎全摘出術後の周囲構造を考えると，眼窩底を中心として眼窩周囲を強固に取り囲むように硬性再建することはむしろ難しいと思われるため，適切な手法で再建できれば材料の良否を決めることは困難である．全摘後に生じる硬性組織欠損は大きく頰部の陥凹を伴うため，可能であれば何らかの材料を充填することで整容的な改善を目指すべきである．組織の充填を行わない場合でも内腔が上皮化して治癒するが，元々の浄化機能を持った粘膜が被覆するわけではなく，痂皮の付着や滞留が生じて洗浄や痂皮の清掃を要することが多く，本来備わっている加湿機能などの維持に寄与できるかどうかも疑問が残るためである．ただし，充填材料を置くことにより深部の観察が困難になるという懸念も払拭されない．

2．篩骨洞の機能

哺乳類において最も重要な感覚器は嗅覚である．嗅覚は食，性，敵という対象に対してその見極めを行うために必須の感覚である．しかし現在ではヒトにとって嗅覚は必須から嗜好に関わるものへと変化を遂げ，最も重要な感覚は視覚に取って代わられている．それは診療科として眼科が単科で存在することからも伺い知ることができる．したがって，嗅覚とともに発達を遂げた哺乳類における篩骨は，ヒトでは退化して大部分は空洞化し，痕跡程度にラメラ構造を残すだけとなった篩骨洞の形で残存していると考えられている．

嗅覚機能の観点からは，摘出後の篩骨洞再建は不要であり，むしろ摘出時の嗅覚関連神経損傷を防止することの方が重要と思われる．篩骨洞に関連して再建時に配慮することは，篩骨洞粘膜を深部に残したまま組織を充填して，その遺残粘膜が後に貯留囊胞を形成し眼窩や頭蓋底を圧排することがないように注意することである．ただし篩骨洞粘膜を搔爬して確実に除去することは頭蓋底や眼窩内側壁副損傷を起こす恐れもあって困難なことも予測されるため，摘出後の状況に応じて鼻腔との交通を残して開放しておくのも無難な方法と思われる．

3．蝶形洞の機能

顔面頭蓋の深部に位置しており，頭蓋底に接して存在する．粘液産生による加湿・除塵機能の他に，脳頭蓋の拡大に適応して存在していると考えられる．蝶形骨洞周囲には海綿静脈洞，内頸動脈，視神経が走行しているが，その保護などに関わる機能は明らかでなく，恐らくは粘膜を搔爬して洞を充填しても大きな支障はきたさないであろう．ただ，脳を筆頭として中枢神経系は本来熱に弱い臓器である．あくまで私見であり学術的な根拠はないが，蝶形骨洞内の空気の対流は海綿静脈洞を含む周囲組織の熱放散，さらには間接的に海綿静脈洞を介しての内頸静脈や視神経との熱交換を担っている可能性も考えられる(後述の前頭洞においても，前頭葉との熱交換が行われている可能

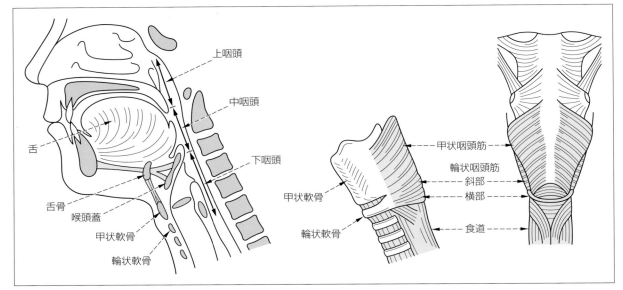

図 1.

性がある).

 したがって,再建時に蝶形骨洞粘膜の掻爬や充填を行わないで鼻腔と交通を持つ洞として温存しておくことは何らかの意味を持つと思われる.しかし万が一にも晩期障害として蝶形骨洞遺残粘膜による貯留嚢胞が周囲組織の圧排をきたせば,篩骨洞と同様に視神経障害などの重篤な合併症を引き起こすため,鼻腔との交通を維持するのが困難な場合は安全を期して粘膜の確実な掻爬を考えるべきであろう.

4. 前頭洞の機能

 出生時,空洞としては存在していないが,学童期に顕著な腔の発達が認められ思春期頃に完成する.蝶形骨洞と同様に脳頭蓋の拡大に適応して存在していると考えられている.前頭部の衝撃を緩衝して脳を衝撃から守る機能を持つには十分ではないと想像され,また科学的裏付けもない.鼻内とは鼻前頭管という細い管を通じて交通しているのみだが,呼吸毎に空気の対流は生じており,また粘膜からの分泌も他洞と同様に認められるため,通常時には副鼻腔の持つ一般的な機能を果たしている.

 前頭開頭を伴う頭蓋底手術などにおいては,前頭洞機能を維持することは困難となる.鼻前頭管の閉塞や術後遺残粘膜などが原因で前頭洞に貯留嚢胞を形成させると,前頭骨の圧排や菲薄化をきたしてしまい整容不良や前頭葉圧迫症状を生じるため,その予防目的で前頭洞内板の削開と粘膜掻爬を行って前頭洞を消失させてから前頭骨を戻すのが普通である.削開と粘膜掻爬で生じる機能的問題はほとんどみられない.

咽頭の機能

 咽頭の再建において最も留意すべき点は,欠損した嚥下機能の再構築である.しかし,嚥下機能のみならず呼吸機能,免疫機能,感染防御なども含めて総合的に考えれば,残存咽頭粘膜上皮を最大に活用して不足部分を皮弁で再建するのが生理的である.そのためにも嚥下機能や切除後残存組織機能に対する治療前の正確な評価は欠かせない.嚥下の詳細については成書に委ねるが,咽頭周辺部には円滑な嚥下に不可欠な閉鎖と開大を要する方向(部位)が存在しており,術前・術中ともにその詳細な観察が重要である.咽頭については,まず解剖と機能について述べ,その後に嚥下のメカニズムと誤嚥,嚥下に関わる筋と神経支配について記載する.

1. 咽頭の解剖(図1)

 咽頭は解剖学的に上咽頭,中咽頭,下咽頭の3部位に分類されている.その粘膜面の大部分は扁

平上皮で覆われている．

A．上咽頭
後上壁（硬口蓋と軟口蓋の接合部の高さから頭蓋底まで），側壁（ローゼンミュラー窩を含む），下壁（軟口蓋上面）の3亜部位からなる．鼻中隔の後縁を含む後鼻孔の縁は固有鼻腔に含められる．上咽頭は気道の一部を形成しているが，食物通過路としての役割は果たしていない．そのため上咽頭粘膜表面の一部は気道上皮（線毛上皮）で覆われている．

B．中咽頭
硬口蓋，軟口蓋の移行部から舌骨上縁（または喉頭蓋谷底部）の高さまでの範囲を言う．前壁（舌根，喉頭蓋谷），側壁（口蓋扁桃，扁桃窩および口蓋弓，舌扁桃溝・口蓋弓），後壁，上壁（軟口蓋下面，口蓋垂）の4亜部位からなる．

C．下咽頭
舌骨上縁（または喉頭蓋谷底部）から輪状軟骨下縁の高さまでの範囲を言う．咽頭食道接合部あるいは輪状後部（披裂軟骨と披裂間部の高さから輪状軟骨下縁まで，つまり下咽頭の前壁を構成する），梨状陥凹（咽頭喉頭蓋ヒダから食道上縁まで：外側は甲状軟骨，内側は披裂喉頭蓋ヒダの下咽頭面と披裂軟骨および輪状軟骨を境界としている），咽頭後壁（舌骨上縁の高さから輪状軟骨の下縁まで，ならびに一方の梨状陥凹尖端から他方の尖端まで）の3亜部位からなる．

2．咽頭の機能[1)]
上気道としての機能と上部消化管としての機能を併せ持つ．発声や味覚のような社会生活や嗜好と関連した機能を有することも頭頸部領域特有の特徴である．

A．呼吸機能
吸入気の加温，加湿を行うとともに，除塵により異物の侵入を防ぐ．咽頭粘膜にも粘液腺が存在しており，上咽頭の線毛上皮部分のみならず咽頭全体で，鼻副鼻腔と共同して下気道を保護している．

B．嚥下機能
正常嚥下は，飲食物の形や量・質などを認識する先行期，飲食物を噛んで飲み込む形状とする準備期，食塊を口腔から咽頭に送り込む随意運動としての口腔期に引き続き，不随意で反射的な運動である咽頭期（喉頭挙上期，喉頭下降期），同じく不随意で蠕動運動を伴う食道期へと連続して進む．

C．共鳴機能
呼気によって声帯を振動させることにより得られた音（喉頭原音）は，声門上，咽頭，口腔，鼻副鼻腔で共鳴することにより固有の声となって発せられる．

D．咽頭味覚
顔面神経分枝の鼓索神経が舌前方1/3を，舌咽神経が舌後方1/3の味覚を支配しており，これらが味覚の主体であるが，軟口蓋や喉頭蓋などにも味蕾が分布しており，顔面神経分枝の大浅錐体神経や迷走神経分枝の上喉頭神経などが各々関与している．なお，舌前方2/3の知覚は三叉神経，舌後方1/3の知覚は舌咽神経支配である．

E．中耳圧調整機能
中耳内腔と上咽頭は耳管を介して交通している．平時は上咽頭に開口する耳管咽頭孔が閉鎖しているため中耳腔は咽頭と隔離された閉鎖腔となっている．嚥下動作時は口蓋帆挙筋が収縮して耳管が開くことにより中耳腔が上咽頭と交通し，咽頭腔と中耳腔の圧格差の調整が行われる．

F．免疫機能
口蓋扁桃を中心としてワルダイエル咽頭輪（Waldeyer's ring）と呼ばれるリンパ組織が分布している．進入異物に対する防御的機能を担っている．

3．嚥下のメカニズムと誤嚥
詳細については成書に委ねるが，嚥下のメカニズムを大まかに分類すると下記の7つとなる．①口唇閉鎖，②舌による食塊の咽頭への送り込み，③軟口蓋と咽頭後壁による鼻咽腔閉鎖，④喉頭の挙上による下気道防御，⑤声門閉鎖と呼気圧上

表1. 嚥下のメカニズム

① 口唇閉鎖
② 舌による食塊の咽頭への送り込み
③ 軟口蓋と咽頭後壁による鼻咽腔閉鎖
④ 喉頭の挙上による気道防御
⑤ 声門閉鎖と呼気圧上昇による気道防御
⑥ 喉頭の上前方移動による下咽頭部の開大
⑦ 食道入口部の括約筋の弛緩

昇による下気道防御,⑥ 喉頭の上前方移動による下咽頭部の開大,⑦ 食道入口部の括約筋の弛緩である(表1).このうち咽頭が関わる咽頭期は③～⑦の部分に相当し,不随意で反射的な運動から成るため自身の意志による制御は困難である.

誤嚥は大きく,① 前咽頭期型誤嚥,② 喉頭挙上期型誤嚥,③ 喉頭下降期型誤嚥の3つに分類される.それぞれの期に生じる誤嚥の状態と原因については別に記す(表2).

4. 嚥下に関連する筋運動と神経支配

各筋肉の説明,働き,支配神経について一覧に示す(表3).

切除や再建を行う際に残存組織や移植組織で代用できる嚥下機能の範囲には自ずと限界がある.本誌でも再建は別途取り扱われているため詳細は他稿に譲るが,耳鼻咽喉科的観点からの再建について若干触れておく.

A. 咽頭前方閉鎖(口腔閉鎖)

口腔内の食塊が咽頭へ押し出されて最終的に食道へと輸送されるためには咽頭からみて前方にあたる口腔の閉鎖が必要である.舌尖部から舌体に向けて舌表面が硬口蓋と広く接する運動が主体となる.舌筋群がこの舌運動に関わっており,外舌筋(オトガイ舌筋,舌骨舌筋,茎突舌筋),内舌筋(上縦舌筋,下縦舌筋,横舌筋,垂直舌筋)ともに舌下神経の支配を受けている.他に,口輪筋(顔面神経支配)による口唇閉鎖や,咬筋,側頭筋,内側翼突筋,外側翼突筋(いずれも三叉神経支配)による顎閉鎖が補助的に働く.ここまでは意識下に行う随意運動であり,いわゆる嚥下の口腔期に相当し口腔の再建に関連する.

B. 咽頭後上方閉鎖(鼻咽腔閉鎖)と再建

咽頭期(喉頭挙上期)にあわせ軟口蓋が主体となって鼻咽腔の閉鎖を行う.軟口蓋運動は主として舌咽神経と迷走神経からなる咽頭神経叢に支配されている(口蓋帆張筋は三叉神経).上咽頭収縮筋(咽頭神経叢支配)の上部線維も咽頭後壁を上方に引き上げて絞扼することにより鼻咽腔閉鎖を補佐する.中咽頭側壁の切除を必要とするようなケースでは,一連の手術操作により外側咽頭後リンパ節の郭清と同時に咽頭神経叢の切断も施行されていることが多い.中咽頭側壁切除後の残存中咽頭壁の神経支配と機能残存状態については定かでないが,術後の発声時に軟口蓋の筋収縮(軟口蓋挙上)が観察されることもあるため,側壁切除時の咽頭神経叢切除により必ず口蓋帆挙筋機能が廃絶するとまでは断言できない.

再建においては,まず残存した軟口蓋と咽頭後壁粘膜(筋層)の一次縫合と再建材料での補塡によ

表2. 誤嚥の分類,状態,原因,障害部位

誤嚥の分類	観察される状態	原因	予測される障害・部位
前咽頭期型誤嚥	嚥下反射前にむせる	口腔期の機能障害	口腔内保持機能の低下 口唇閉鎖力の低下 一口量の調整機能低下 食塊の移送不全
喉頭挙上期型誤嚥	嚥下反射中にむせる	咽頭期開始から咽頭期終末に至るまでの機能障害	鼻咽腔閉鎖不全 喉頭挙上不十分 喉頭蓋下降閉鎖不全 舌根部萎縮・容量不足 下咽頭腔拡大不良 声門閉鎖不全
喉頭下降期型誤嚥	嚥下反射後にむせる 梨状陥凹への貯留 湿性嗄声の出現	咽頭期終末の機能障害	食道入口部開大不全 開大タイミングのずれ

表 3. 嚥下の咽頭期に関わる筋と神経（抜粋）

外舌筋(3)の働きと支配神経	① オトガイ舌筋，② 舌骨舌筋，③ 茎突舌筋，舌の粗大運動，舌下神経支配
内舌筋(4)の働きと支配神経	① 上縦舌筋，② 下縦舌筋，③ 横舌筋，④ 垂直舌筋，舌の微細運動，形を変える，舌下神経支配
口蓋帆挙筋の働きと支配神経	軟口蓋を後上方へ挙上する，咽頭神経叢（迷走神経と舌咽神経）
口蓋帆張筋の働きと支配神経	耳管咽頭口を開く，三叉神経
口蓋垂筋の働きと神経支配	口蓋垂を縮めて軟口蓋を厚くする，咽頭神経叢
口蓋舌筋の働きと神経支配	舌根を上げる，軟口蓋を下げる，咽頭神経叢
舌骨上筋群(4)	① オトガイ舌骨筋，② 顎舌骨筋，③ 茎突舌骨筋，④ 顎二腹筋
オトガイ舌骨筋の働きと神経支配	舌骨の挙上と下顎の下制，上位頸神経（C1・C2）
顎舌骨筋の働きと神経支配	舌骨挙上と下顎の下制，三叉神経支配
茎突舌骨筋の働きと神経支配	舌骨を後方に引く，顔面神経支配
顎二腹筋の働きと神経支配	＜前腹＞舌骨の挙上と下顎の下制，三叉神経支配，＜後腹＞舌骨を後方へ引く，顔面神経支配
舌骨下筋群(4)	① 甲状舌骨筋，② 胸骨舌骨筋，③ 胸骨甲状筋，④ 肩甲骨舌骨筋
舌骨下筋群の働きと神経支配	甲状舌骨筋は喉頭挙上，他は喉頭を下げる働き，上位頸神経（C1〜C4）
輪状甲状筋の働きと神経支配	声帯を緊張させ声を高くする，上喉頭神経外枝（迷走）
披裂筋の働きと神経支配	声門閉鎖，反回神経外枝
外側輪状披裂筋の働きと神経支配	声門を強く閉じる，反回神経前枝
甲状披裂筋の働きと神経支配	声帯を縮めて厚くし，声を大きくする，反回神経前枝
下咽頭開大関連筋群(3)と神経支配	① 上咽頭収縮筋，② 中咽頭収縮筋，③ 下咽頭収縮筋の上半分：甲状咽頭筋，咽頭神経叢
輪状咽頭筋の働きと神経支配	食道入口部の開大，咽頭神経叢

り狭い鼻咽腔を作製して鼻咽腔閉鎖機能維持を目指すことが多いが，鼻呼吸機能を維持するためにどの程度まで鼻咽腔狭小化が認容されるのかについては十分に検証されていない．しかし実臨床では発声や嚥下機能を優先して鼻咽腔を数 mm から 1 cm 径程度まで狭小化させても鼻呼吸は維持できており，かなりの狭小化は許容されると思われる．慢性副鼻腔炎により生じた鼻茸で両側鼻腔の高度閉塞が生じている症例でも口呼吸での生活が可能なことは知られているが，鼻呼吸機能の完全喪失はできれば避けるべきである．さらに中咽頭から上咽頭にかけての縫合を行う際には，上咽頭上外側に存在する耳管咽頭口を余剰皮弁で被覆閉鎖，あるいは耳管軟骨を意図せず縫合することがないように注意し，耳管機能不全や滲出性中耳炎の不必要な発症を回避する．

C．咽頭前下方閉鎖（喉頭閉鎖）と咽頭後下方開大（食道入口部開大）

喉頭挙上運動が主役となって下気道への食塊進入を防止する．多くの神経が関与するが大部分は迷走神経の支配下にある．舌骨周囲筋群（頸神経ワナ・顔面神経・三叉神経支配）の影響もあるがわずかである．

正常嚥下時は喉頭挙上期に喉頭が前上方の下顎正中オトガイ方向へ牽引挙上されることによって喉頭蓋と舌根部が覆い被さり喉頭腔を閉鎖すると同時に，下咽頭腔を開大する．また喉頭下降期にかけて輪状咽頭筋（迷走神経支配）が弛緩することで食道入口部を開大し，咽頭にかかっている嚥下圧の開放を行うことで食塊を食道に送り込むと同時に誤嚥を防止している．この動きがスムーズに連動することが重要で，食塊の受け皿としての下咽頭腔の開存確保が必要である．一側の披裂と披裂喉頭蓋ヒダが切除された場合は喉頭外側後方の閉鎖が不十分となり側方からの誤嚥（喉頭内腔への流れ込み）が生じやすくなるため，堤防となる何らかの高まりを形成する必要がある．舌骨上筋群の合併切除や舌骨周囲の郭清により舌骨上筋群の機能温存が見込めない場合は，喉頭の挙上運動が不十分となりやすい．中咽頭前壁（舌根部）が大きく 1/2 以上切除された場合も挙上した喉頭の内腔を閉鎖する頭側（舌根部）のボリュームが不足す

る．これらはいずれも喉頭挙上期型誤嚥の原因となる．

舌根部や下咽頭の再建は他稿に譲るが，咽頭期誤嚥の嚥下機能改善目的で行う手術手技を記載しておく．喉頭挙上不全に起因する喉頭閉鎖不全に対しては，舌骨・甲状軟骨と下顎骨の間に糸を掛けて喉頭を牽引・挙上して喉頭を前上方の舌根部に押し込む状態を作り出し喉頭流入を防止する，いわゆる喉頭挙上術が施行される．食道入口部開大不全による喉頭下降期型誤嚥の場合は，輪状咽頭筋切断術により食道入口部の狭窄を解除する．喉頭挙上術と輪状咽頭筋切断術は同時に施行されることや再建手術に併施されることも多い．反回神経麻痺などで生じる喉頭麻痺によって声門閉鎖不全をきたした場合は，声門閉鎖の強化手技として喉頭形成術Ⅰ型や披裂軟骨内転術などが有効なこともあるが，それを再建手術にあわせて同時に行う機会は少ない．

さいごに

鼻腔・副鼻腔・咽頭の基本的機能について述べた．鼻腔・副鼻腔の再建は整容面の満足度と視機能の維持が重要となる．咽頭の再建は治療前の正確な嚥下機能評価と，治療前と術中評価に基づいた再建方法の選択が鍵となる．

いずれにせよ，嚥下評価や治療のゴール設定においては患者本人の意志確認のみならず，耳鼻咽喉科・頭頸部外科医，言語聴覚士，看護士，同居家族らからの情報収集や意志共有も重要であり，嚥下メカニズムの理解も必要不可欠である．

参考文献

1) 井上健造：口腔・咽頭の構造と機能．2 咽頭の構造と機能 口腔・中咽頭がんのリハビリテーション 構音障害，摂食・嚥下障害．溝尻源太郎ほか編．7-11，医歯薬出版，2000．

◆特集/イチから学ぶ！頭頸部再建の基本

頭頸部再建に必要な腫瘍切除の基本

丹生　健一*

Key Words：pull through 法，mandibular swing approach，下咽頭喉頭全摘出術（total laryngopharyngectomy），喉頭挙上術（laryngeal elevation），輪状咽頭筋切除術（cricopharyngeal myotomy），頸部郭清術（neck dissection）

Abstract　近年，化学放射線療法後の症例が増加し，再建手術の難易度は年々高まってきている．本稿では腫瘍切除を担当する頭頸部外科医の立場から，術後トラブル回避のための注意点を解説する．原発巣の切除においては支配神経や栄養血管，皮弁の固定や裏縫いに役立つ組織の温存に努める．頸部郭清術においては吻合血管を丁寧に扱い温存し，乳糜瘻の予防と止血に細心の注意を払う．閉創にあたっては死腔が形成されないよう創部をトリミングし，ドレーンの留置や喉頭挙上術は形成外科医の立会いのもとに行う．

はじめに

　化学放射線療法や内視鏡を用いた低侵襲な手術が普及してきた現在でも，遊離皮弁による再建を要する拡大切除が必要な症例は後を絶たない．拡大切除においても機能温存や整容面の要求は時代とともに高まる一方，化学放射線療法後や高齢者の症例が増加し，再建を担当する形成外科への負担は益々大きくなっている．本稿では，筆者らが，術後機能の観点や術後トラブルの回避のために日頃心掛けている注意点を，腫瘍の切除を担当する頭頸部外科医の立場から述べる．

原発巣切除の概要と注意点[1]

1．口腔がん

　腫瘍の進展範囲に応じて，1)舌部分切除術，2)舌可動部半側切除術，3)舌可動部(亜)全摘出術，4)舌半側切除術，5)舌(亜)全摘出術，に分類される．部分切除(図1)では，切除断端を開放のまま

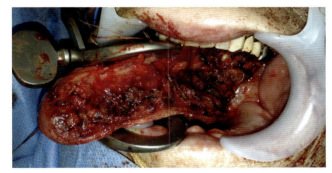

図 1．舌部分切除術

二次治癒に任せて直接縫合しても，術後機能に支障はない．しかし，植皮や吸収性縫合補強材(NEOVEIL シート®)で被覆することにより拘縮が抑えられ，構音機能や摂食嚥下機能の観点からは望ましい．

　舌半側切除では前腕皮弁などの薄い皮弁による再建で，日常生活を送る上では大きな障害は残らない．しかし，できるだけ舌下神経や舌動脈を温存するように心掛けている．顎舌骨筋などの舌骨上筋群を温存しておくと，皮弁の裏縫いに重宝す

---

* Kenichi NIBU，〒650-0017　神戸市中央区楠町7-5-1　神戸大学大学院医学研究科外科系講座耳鼻咽喉科頭頸部外科学分野，教授

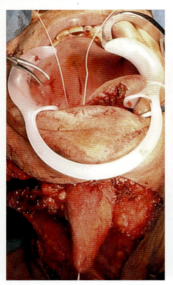

図 2. Pull through 法による舌半側切除術

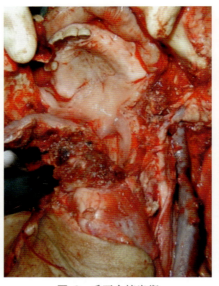

図 3. 舌亜全摘出術

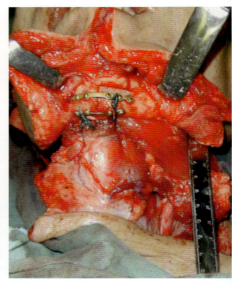

図 4. 喉頭挙上術

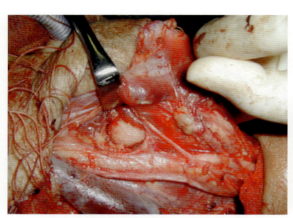

図 5. 輪状咽頭筋切除術

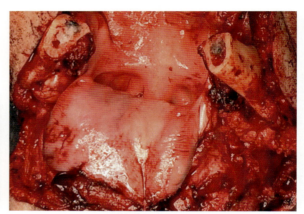

図 6. 下顎前方区域切除術

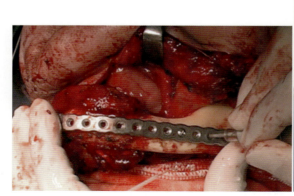

a．前方区域切除

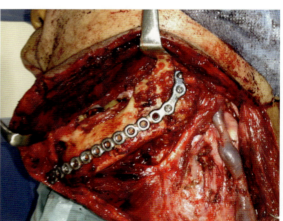

b．側方区域切除

図 7. チタンプレートの prebending

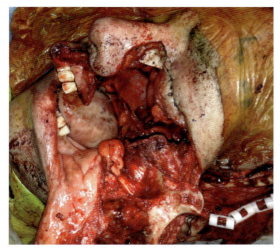

図 8. 上顎全摘出術

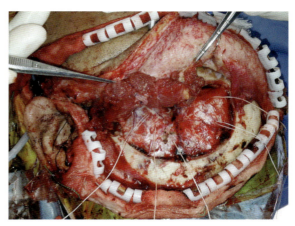

図 9. 遊離腹直筋皮弁による頭蓋底手術

る．舌を口腔から顎下部に pull through する（図2）前に，口腔底から前口蓋弓にかけて粘膜切開を加えておくと，予期せぬ方向に咽頭粘膜が裂けるのを防げる．口腔底の残存粘膜が少なく皮弁の縫合が難しい場合は，同側下顎の残存歯牙を抜歯して歯肉粘膜を剝離し，頰粘膜と皮弁を直接縫合するように準備しておく．時に，術後創傷治癒の過程で皮弁が予想以上に収縮し，再建側の前口蓋弓や軟口蓋，舌根が前方に引き攣られ，著しく構音・嚥下機能が低下する場合がある．前後方向に十分に余裕を持って再建する．

舌（亜）全摘出症例（図3）では，構音機能・嚥下機能の両面から遊離腹直筋皮弁のようなボリュームのある材料を用いた再建が必要となる．しかし，程度の差こそあれ構音機能や嚥下機能の障害が生じるので，喉頭挙上術（図4）や輪状咽頭筋切断術（図5）などの嚥下機能改善手術を併せて施行している．喉頭挙上を行う際は，再建皮弁や吻合血管が挙上した舌骨・喉頭と下顎との間に挟まれて血流障害を起こさないように，形成外科医の立会いのもとに行う．下顎区域切除（図6）を行う際には，骨切り前にチタンプレートを仮止めし（図7），腫瘍切除と並行して腓骨皮弁の採取を進められるようにしている．

2．上顎がん

機能面と同時に整容面への配慮から，1970年代より手術と放射線，化学療法を組み合わせた集学的治療が行われてきた．術式としては上顎部分切除，上顎全摘出，上顎拡大全摘出，頭蓋底手術に分類される．上顎全摘出（図8）以上の拡大手術では，顔面の陥凹，眼球の陥没，口蓋の欠損への対応が求められ，眼窩内容摘出術を伴う拡大上顎全摘術では眼窩の再建が，頭蓋底手術（図9）では頭蓋底の再建が必要となる．腫瘍の切除の際に，できるだけ鼻腔や顔面を構成する骨を残しておくと，皮弁やチタンメッシュなどの固定に役立つ．頭蓋底手術では，頭蓋内の死腔形成は硬膜外膿瘍や髄膜炎，髄液漏発症につながる．前頭洞の後壁や蝶形骨洞の前壁下壁は削除して粘膜を摘出し，鼻腔内と広く交通がつくようにしておく．

3．中咽頭がん

早期癌に対しては，近年，硬性内視鏡や上部消化管内視鏡を用いた低侵襲な経口切除法が普及してきた．T1 や早期 T2 であれば再建は不要で術後機能障害も軽度だが，切除範囲が広範な場合は遊離（筋）皮弁による再建を要する．軟口蓋や側壁を上方まで切り上げる必要がある症例では，Gehanno 法などで鼻咽腔閉鎖不全とならないように工夫する．術野確保のために下顎を正中離断してmandibular swing approach（図10）を行う場合は，再建時に縫合し易いように歯肉から離れたところで口腔粘膜に切除ラインを設定する．必要に応じて喉頭挙上術や嚥下機能改善手術を併用する．

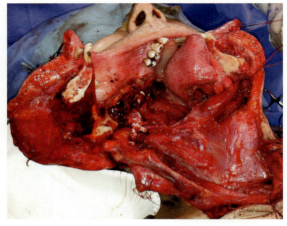

図 10.
Mandibular swing approach

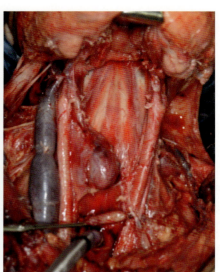

◀図 11.
下咽頭喉頭全摘出術

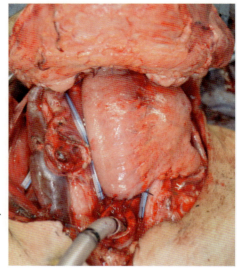

図 12. ▶
遊離空腸による咽頭再建と気管孔形成

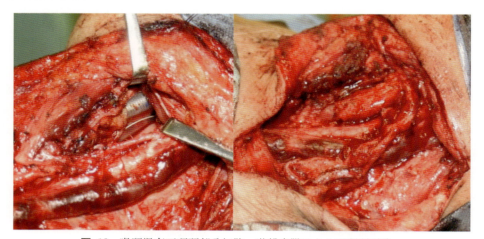

図 13. 喉頭温存下咽頭部分切除―遊離空腸による下咽頭再建―

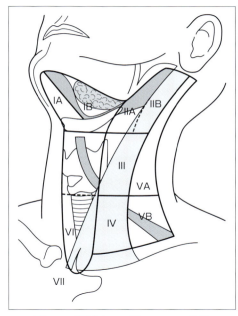

図 14. 頸部リンパ節のレベル分類
（文献 2 より引用改変）

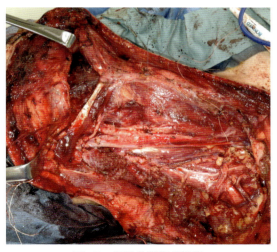

図 15. 根治的頸部郭清術

4．下咽頭がん

近年，早期癌や表在癌に対して内視鏡切除術や経口的切除術などの低侵襲な手術が行われるようになってきたが，進行癌の大半では下咽頭喉頭（頸部食道）全摘術が必要となる（図 11）．気管孔の断端は永久気管孔として，咽頭側の断端と頸部食道の断端とを遊離空腸で再建する．空腸が捩れたり弛んだりすると食事の通りが芳しくない．できるだけ真っ直ぐに再建する（図 12）．近年，普及してきた Provox® による気管食道瘻発声が可能なように，残存気管と頸部食道とが剝がれないように気管側壁と頸部食道を縫合し，頸部食道が頸部正中に位置するように胸骨に固定糸をかけて気管孔を形成する（図 12）．頸皮的に喉頭温存手術を行った場合は，下咽頭の欠損部を前腕皮弁や開いた遊離空腸でパッチする（図 13）．

5．喉頭がん

早期癌に対しては，放射線療法と経口的切除のいずれも，高い局所制御率で良好な音声機能を温存できる．進行癌に対してはこれまで喉頭全摘出術が行われることが多かったが，QOL の観点から化学放射線療法が行われることが多くなってきた．経皮的な喉頭温存手術は，照射後再発や比較的進行した癌に対して用いられ，喉頭垂直部分切除術と水平部分切除術，喉頭亜全摘とに大別される．垂直部分切除術では頸部の皮膚や胸骨舌骨筋・甲状舌骨筋を充填して声門を再建し，水平切除や喉頭亜全摘では残存組織を上下に縫縮する．部分切除・全摘ともに皮弁による再建が必要となることは稀である．

頸部郭清術の分類と注意点[2]

頭頸部がんの所属リンパ節である頸部リンパ節は，level Ⅰ〜level Ⅵまでの 6 レベルに分類され，level Ⅰ，Ⅱ，Ⅴは更に A・B の 2 つのサブレベル（sublevel）に分けられる（図 14）．根治的頸部郭清術（RND；radical neck dissection）の基本概念は，下顎下縁，僧帽筋前縁，鎖骨上縁に囲まれた領域の脂肪組織を胸鎖乳突筋，内頸静脈，副神経を含めて一塊に切除することにより，level Ⅰ〜level Ⅴまでの頸部リンパ節を徹底して郭清するというものである（図 15）．術後の疼痛や上肢挙上障害などの後遺症への対応を求める声が時代とともに強まり，現在では，原発部位やリンパ節転移の範囲に応じて非リンパ臓器を温存し郭清範囲を縮小する選択的頸部郭清術（selective neck dissection）が

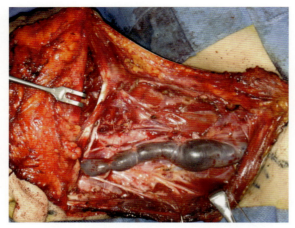

図 16. Modified radical neck dissection

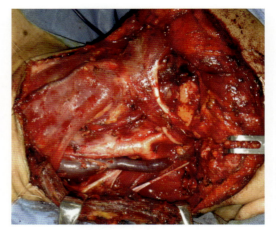

図 17. Supraomohyoid neck dissection

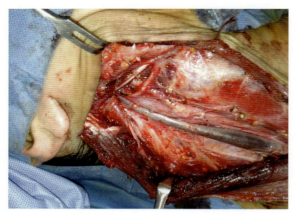

図 18. Lateral neck dissection

行われるようになってきた．

1．主な選択的頸部郭清術

A．Modified radical neck dissection（図 16）

Radical neck dissection と同じ範囲の level Ⅰ～Ⅴ（またはⅡ～Ⅴ）のリンパ節群を非リンパ組織である副神経，内頸静脈，胸鎖乳突筋のいずれか 1 つ以上を温存して郭清する術式．

B．Supraomohyoid neck dissection（図 17）

頤下・顎下（level Ⅰ），上内深頸（level Ⅱ），中内深頸（level Ⅲ）のリンパ節を郭清する．後方は頸神経叢知覚枝が形成される面と胸鎖乳突筋の後縁，肩甲舌骨筋の上腹と内頸静脈が交差するところを下縁とする．主として口腔がんに用いられる．中咽頭がんに対する予防郭清では level Ⅰ は省略し，level Ⅱ／Ⅲのみを郭清する．

C．Lateral neck dissection（図 18）

上・中・下内深頸リンパ節（level Ⅱ，Ⅲ，Ⅳ）を郭清する．主として喉頭がん，下咽頭がん，甲状腺がんに用いられる．

2．再建からみた頸部郭清術の注意点[3]

1）皮膚切開．原発巣や郭清範囲によってデザインは異なるが，整容面の観点からは，皮膚割線に沿ったデザインが望ましい．化学放射線療法後の手術では皮弁の血流が悪いので 3 点縫合部ができないようにデザインする．どうしても 3 点縫合部が必要なら，頸動脈からできるだけ離れた後下方に 3 点縫合がくるようにデザインすると術後に皮弁の血流障害で悩まされることが少ない．

2）皮弁は広頸筋下で挙上する．広頸筋がない正中や外側では，皮弁が薄くならないように胸骨舌骨筋や胸鎖乳突筋の直上で挙上する．

3）血管吻合用血管の温存．遊離皮弁の移植を予定している場合は吻合の候補となる血管をできるだけ多く温存するよう心掛ける．血管周囲では電気メスやバイポーラー，その他のエナジーデバイスの使用を控え，丁寧にメスやハサミを使用する．血管の枝を結紮する際は，本幹が狭窄しないよう本幹からできるだけ離れたところで切断結紮する．

4）乳糜瘻と止血．術後出血や乳糜瘻は，吻合血管のトラブルの原因となりかねない．1 つ 1 つの止血操作を丹念に行い，内頸静脈と鎖骨下静脈がおりなす静脈角周囲の脂肪組織の郭清操作は全て

結紮切断とする.

5) 閉創. 死腔を形成し易い皮弁の裏や, 顎下部, 胸鎖乳突筋の内側に低圧持続吸引タイプのシリコンドレーンを留置する. ドレーンが吻合血管の血流障害を起こさないか形成外科医の立会いのもとに行う.

参考文献

1) 日本頭頸部癌学会:頭頸部癌診療ガイドライン 2013年版. 金原出版, 2013.
   Summary 頭頸部癌の標準的な治療方針と術式が記載されている.
2) Robbins, K. T., et al, Committee for Neck Dissection Classification, American Head and Neck Society:Consensus statement on the classification and terminology of neck dissection. Arch Otolaryngol Head Neck Surg. **134**:536-538, 2008.
   Summary 最新の頸部リンパ節レベル分類と頸部郭清術の分類が記載されている.
3) 丹生健一:手術局所解剖アトラス 頸部領域 喉頭・下咽頭・頸部食道. 手術. **62**:683-689, 2008.
   Summary 喉頭がん・下咽頭がんに対する頸部郭清術の手順が記載されている.

大好評雑誌 特集号のご案内

Derma. No.242 16年4月増刊号
オールカラー 246頁 定価5,400円+税

皮膚科で診る感染症のすべて

編集／国立感染症研究所ハンセン病研究センターセンター長　石井則久

皮膚感染症を徹底網羅した増刊号！
皮膚科で注視すべき新興・再興感染症や輸入感染症、学校感染症などの最新動向から治療の実際まで、豊富な臨床像を用いて詳説します！！

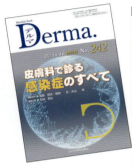

■目次■

- 感染症の最新動向
- 単純ヘルペスウイルス感染症のすべて
- 水痘・帯状疱疹ウイルス感染症のすべて
- EBウイルス感染症のすべて
- CMV，HHV-6，HHV-7感染症のすべて
- いぼウイルス(HPV)感染症のすべて
- 麻疹・風疹ウイルス感染症のすべて
- 手足口病とパルボウイルスB19感染症のすべて
- 忘れてはいけないウイルス感染症
- レンサ球菌感染症のすべて
- 黄色ブドウ球菌感染症のすべて
- 忘れてはいけない細菌感染症
- 梅毒とHIVのすべて
- 結核菌，BCG菌のすべて
- ハンセン病のすべて
- ブルーリ潰瘍のすべて
- 非結核性抗酸菌症(NTM症)のすべて
- 皮膚糸状菌症(白癬)のすべて
- カンジダ症のすべて
- マラセチア感染症のすべて
- 忘れてはいけない真菌症
- 寄生虫症(Creeping eruption(皮膚爬行疹)など)のすべて
- 疥癬のすべて
- 虫による病気のすべて
- ツツガムシ病，紅斑熱のすべて
- 顔にできる感染症と常在微生物関連疾患
- 急患・重症な感染症のすべて
- 人獣共通感染症
- 熱帯皮膚病のすべて
- ウイルス感染症と悪性腫瘍
  ─カポジ肉腫，メルケル細胞癌を中心に─
- 学校保健，学校感染症と皮膚科医

PEPARS No.111 16年3月増大号
オールカラー 132頁 定価5,000円+税

形成外科領域におけるレーザー・光・高周波治療

編集／東海大学准教授　河野太郎

■目次■

- 毛細血管奇形(単純性血管腫)の標準的レーザー治療
- 乳児血管腫に対する最近のレーザー治療
- 毛細血管拡張症のレーザー治療
- 太田母斑の標準的レーザー治療
- 異所性蒙古斑のレーザー治療
- 扁平母斑のレーザー治療
- 黒子の標準的炭酸ガスレーザー治療
- 老人性色素斑の標準的レーザー治療
- 脂漏性角化症の標準的レーザー治療
- 機器によるシワ治療(フラクショナルレーザーを中心に)
- ウルセラ(HIFU)によるたるみ治療
- 成熟瘢痕の高周波治療
- 肥厚性瘢痕のレーザー治療
- Coolsculptingによる冷却脂肪融解術
  ─3施設共同調査報告─
- 刺青のレーザー治療

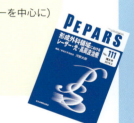

レーザー治療の決定版！！

PEPARS No.110 16年2月号
定価3,000円+税

シミ・肝斑治療マニュアル

編集／湘南鎌倉総合病院部長　山下理絵

■目次■

肝　斑　シミ治療の現状／肝斑の病態と鑑別診断
肝斑治療　内服治療の選択：トラネキサム酸はなぜ効くか／外用治療の選択：何をどう使うか／レーザートーニングとは／レーザートーニング：エビデンスの現状／レーザートーニングの治療効果における病理組織学的検討／レーザートーニングはなぜ効くか，私はこう考える(1)／レーザートーニングはなぜ効くか，私はこう考える(2)／レーザートーニングによる合併症の経験と対策／肝斑の治療戦略：肝斑の本質を考慮した保存的治療の重要性／難治性肝斑の治療戦略

(株)全日本病院出版会　〒113-0033　東京都文京区本郷3-16-4
TEL：03-5689-5989　FAX：03-5689-8030
お求めはお近くの書店または弊社ホームページ(http://www.zenniti.com)まで！

◆特集／イチから学ぶ！頭頸部再建の基本

頭頸部再建で用いられる皮弁の基本的な挙上法

櫻庭　実[*1]　宮本慎平[*2]

Key Words：頭頸部再建(head and neck reconstruction)，穿通枝皮弁(perforator flap)，マイクロサージャリー(microsurgery)，遊離皮弁移植(free flap transfer)

Abstract　頭頸部再建においては，腫瘍切除後の欠損を被覆するだけではなく，術後口腔機能を良好に再建することと，合併症の少ない安全な再建を行うことが重要である．本稿においては皮弁のデザインから皮膚切開，皮下剥離，血管柄の剥離，筋体の処理に至るまでの，皮弁挙上の基本手技について，具体的な例を挙げつつ，可能な限り詳しく記述した．また皮弁挙上にあたって，多くの医師が実行できていない部分をとりあげ，皮弁挙上手術のコツとしてまとめた．頭頸部再建の目的を達成するために，術後機能の維持再建に適切な皮弁を，安全かつ確実に挙上することが重要と考える．

はじめに

　頭頸部癌治療における再建外科医の役割は単に切除後の欠損を被覆するだけではない．重要な点は再建術後の患者の術後機能が良好に保たれること，術後の追加治療にスムーズに移行するために合併症の少ない再建を行うことである．これらの目的を達成するためには，切除後の欠損に対して適切な皮弁を選択して，適切な再建手術を行うことが求められる．しかし皮弁の選択が適切であったとしても，その挙上手技に問題があれば再建手術の成否に大きく関わってくる．本稿においては，まず皮弁採取全体に共通する基本手技について記述した後，頭頸部再建に用いられる代表的な皮弁を取り上げ，挙上時の各皮弁における特徴的な事項について述べることとする．基本的に右利きの術者を念頭に記述しているため，左利きの術者の場合は左右を逆に読み進めていただきたい．

皮弁挙上の基本手技

1．皮弁のデザイン

　皮弁デザインは切除範囲に応じて決定されるが，手術時間の短縮の観点から切除チームと再建チームの2チームアプローチによる同時手術が行われる場合も多い[1)2)]．このためデザインの時点で正確な切除量を知ることは難しい．一方，切除後に正確な計測が可能であっても，ギリギリの大きさの皮弁では，皮弁縫着の仕方によっては不足を生じる場合もある．このため，通常は皮弁のデザインは予定される切除範囲よりもある程度大きめとするようにしている．具体的には，あらかじめ術前に切除医とのカンファレンスで切除範囲を確認しておく．これに基づき欠損のどの部位にデザインした皮弁のどの部位を縫着し，どの部位をトリミングするかなどを大まかに決定する．これに余裕を持たせた大きさで皮弁のデザインを決定する(図1)．

　皮弁の縫い着けを検討するにあたっては，再建

[*1] Minoru SAKURABA，〒277-8577　柏市柏の葉 6-5-1　国立がん研究センター東病院形成外科，科長
[*2] Shimpei MIYAMOTO，〒104-0045　東京都中央区築地 5-1-1　国立がん研究センター中央病院形成外科，科長

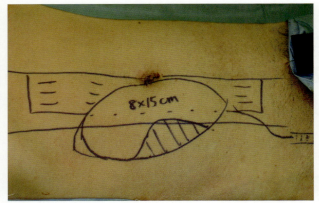

図 1. 腹直筋皮弁のデザイン
筋体は内側 2/3 を採取予定．斜線部分は縫着時にトリミングする予定であるが，皮弁に余裕を持たせるため，全体として紡錘形のデザインとしてある．

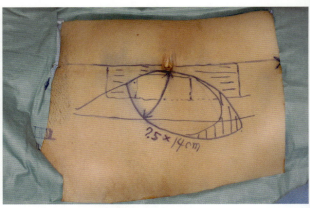

図 2. 腹直筋皮弁のデザイン
両矢印の部分を舌根部に配置するように考慮してある．先端の斜線部分はトリミング予定であるが，あえて大きめのデザインとしてある．

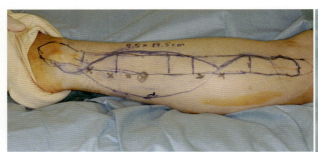

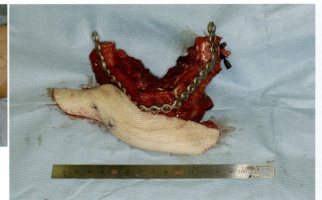

図 3. 腓骨皮弁のデザイン　　　　　　　　　　　　　　a│b
a：穿通枝の位置と骨切りの位置を考慮してデザインを行う．
b：骨切り後にプレート固定された腓骨皮弁

する部位に応じた配慮も必要である．具体的には，舌亜全摘以上の切除再建の場合は，口峡部を狭く形成して嚥下圧の生成を助けるために，同一の皮弁の中でも厚みのある部分を舌根部に配置する必要がある[3]．例えば腹直筋皮弁の場合，一般的に臍の周囲が皮下脂肪の厚みがあるため，同部が舌根に相当するように皮弁をデザインする（図2）．また腓骨皮弁による再建の場合は，口腔内に縫着する皮弁の位置と穿通枝の位置，そして骨切りの位置の関係に配慮してデザインを行う（図3）．その他デザインにあたっての注意事項として，穿通枝皮弁の場合は皮弁のトリミングを行う際の指標として，メスおよびスキンマーカーを用いて皮島の表層に穿通枝の位置が消えないようにマーキングしておくことが有用である（図4）．以上のような実践的な配慮をした皮弁デザインが実臨床では非常に重要である．

2．皮膚切開

皮弁挙上はメスを用いて皮膚切開を加えることから始まる．当然のことであるが，皮膚切開にあたっては皮膚面に対して垂直に切開を加えることが重要である．メスが皮膚面に対して斜めに入ることで皮膚が薄く削ぎ切りになると，後に粘膜欠損と皮島を縫合する際に water tight に縫合することが難しくなる．術後の縫合不全やリークを回避するためには，口腔咽頭の粘膜表面の高さと皮

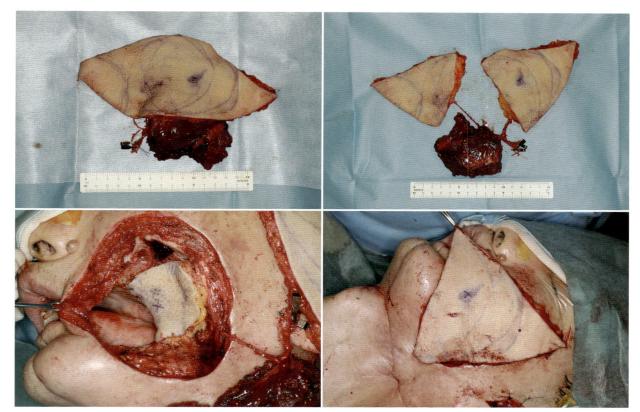

図 4.
a：皮島の穿通枝の位置にはメスとスキンマーカーで×印をマーキングしてある.
b：皮島を2分割
c：皮島の一方を口腔内へ縫着する途中
d：もう一方の皮島は顔面皮膚へ縫着する際のトリミングの指標となる.

島表面の高さを丁寧に合わせて，早期に縫合線の一次治癒が得られるようにすることが肝要である．皮膚面を斜めに切らないようにするためには，術者自身の左手および，第一助手の助けを借りて皮膚切開を行う部位に適度な緊張を持たせるとよい(図5)．緊張のない部分を垂直に切開することは熟練した術者でもなかなか難しいものである．また左右方向だけでなく切開を開始する部分からメスを動かす方向と逆向きへの緊張(カウンタートラクション)にも配慮するとよい．

電気メスの使用方法も重要である．皮膚切開を加えたあとは皮下脂肪組織の切開に入るが，その際はメスによる切開は皮下脂肪層の直上に，ごく薄く真皮が残る程度にしておく．次に電気メスによる切開を行うが，スキンフックや有鉤鑷子などを用いて切開線に直交する方向に緊張をかけて電

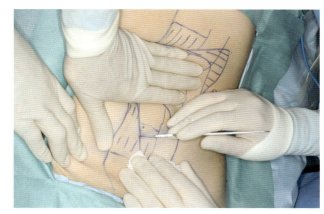

図 5．皮切を行う部位に術者と第一助手で緊張を加え，メスを皮膚面に対して垂直にあてるよう心掛ける.

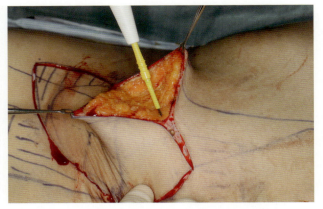

図 6.
スキンフックを用いて創縁の両側に緊張をかけ,電気メスで切開を加えていく. メスによる皮膚切開は脂肪層に達する手前まで行われている.

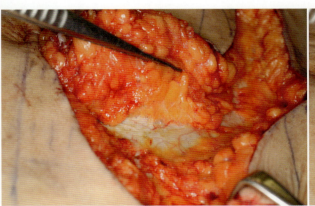
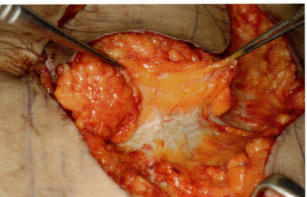
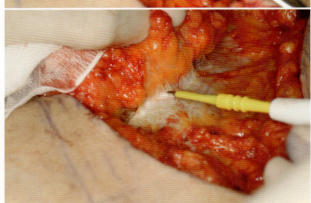

a	b
c	

図 7.
筋膜・脂肪組織間の剝離
a：緊張のない状態では筋膜-脂肪組織間のもやもや組織が認識しにくい.
b：脂肪組織を引き上げることでもやもや組織が判別しやすくなる.
c：もやもや組織の下層で電気メスを用いて皮下剝離を行う. 電気メスは筋膜にほぼ平行に構えるとよい.

気メスを切開線にあてて切開を加えていく(図6). 電気メスの使用により出血量が少なくて済む. ただし最初のメスによる切開が浅すぎると, 電気メスにより真皮層に熱損傷を与えるので注意を要する. 脂肪層の切開にあたっては, 基本的には皮膚切開と同様に皮島の面に対して垂直に筋膜に達する切開を皮島の全周にわたって加えていく. 皮弁のボリュームをより大きく取りたい場合などは皮島周囲の皮下脂肪を台形になるように皮弁を挙上する場合もある. しかし, 基本的には矩形に皮下脂肪を採取するように心掛ける. 意図せずに切開が斜めになってしまうような手術操作は好ましくない.

3. 皮下剝離

切開が全周性に筋膜に達したら皮下剝離に移る. 皮下剝離を行う際は左手を用いて皮島と筋膜の間に緊張をかけ, 皮下脂肪と筋膜の間の loose areolar tissue(もやもや組織)を指標として電気メスを用いて剝離を進めていく(図7). その際には, 以下のような点に気をつけるとよい. 皮島をあま

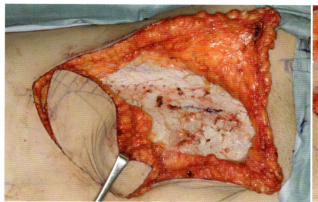 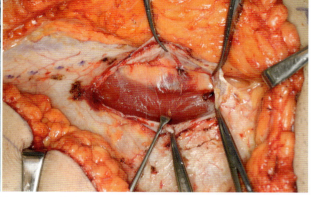

図 8. 腹直筋皮弁採取における筋膜切開
a：波線は腹直筋筋体の外側縁，実線は外側縁より約 1 cm 内側での筋膜切開予定部位を示す．
b：筋膜切開を行い腹直筋外側縁を露出したところ．薄い皮膜の下に深下腹壁動静脈が透見できる．

り水平方向に引きすぎないこと．水平方向に引きすぎると loose areolar tissue の層が判別しにくくなり剝離が難しくなる．また時折，緊張をゆるめて細かい血管の走行を確認する．穿通枝のような細い血管は，常時緊張をかけた状態のままでは，線維組織との見分けがつきにくいためである．電気メスは筋膜に対してほぼ平行からやや斜め上方よりあてることがコツである．これは筋膜に対して垂直に電気メスの先端をあてると，同部に電気エネルギーが集中して筋膜を不必要な部位で切開してしまうためである．

皮下剝離を行う範囲は皮島にどの程度の筋膜や筋体を付着させるかに依存する．腹直筋皮弁では，穿通枝を含める範囲をあらかじめ決めておき，その部位以外は電気メスで剝離してしまうと後の操作が行いやすい．前外側大腿皮弁などの穿通枝皮弁では，熱損傷を避けるため，穿通枝の直近では電気メスを使用せずにメスや剪刀を用いて剝離するとよい．

4．血管柄の剝離

筋膜上での剝離が完了したら，筋膜切開を加え血管柄の剝離に移る．腹直筋皮弁の場合は筋体の外側縁から 1 cm 程度内側で，前外側大腿皮弁の場合は穿通枝の近傍で筋膜を長軸方向に切開する（図 8）．穿通枝皮弁の場合はまず穿通枝の位置と走行を確認してその周囲を剝離することから始まる．これに続いて血管柄の本幹を剝離していく．

穿通枝を剝離する際には，穿通枝の末梢側から中枢側に向かって，マイクロモスキートを用いて穿通枝直上の筋体を少量ずつすくい上げて，助手に筋体を切開してもらうとよい．まず，穿通枝全体の走行を露出した後，露出した血管の数箇所に血管テープを通して穿通枝を浮き上がらせるようにし，微小な分枝を 6-0 ナイロン糸などで丁寧に結紮して穿通枝を全長にわたって筋体から剝離し，穿通枝のみを挙上する．腹直筋皮弁のように穿通枝の剝離が不要な場合は，直接筋体の外側縁から裏面に剝離を進め，血管柄本幹の剝離を行う．

本幹の剝離のコツは以下の通りである．血管は通常血管鞘に包まれるように走行しており，血管鞘と血管本体の間には疎性結合組織が存在する．血管柄の剝離を行う場合はまずこの血管鞘を開放することから始める．左手で血管鞘を把持してわずかに持ち上げると血管本体と血管鞘の間の疎性結合組織に隙間ができる．この部分にはマイクロモスキートを抵抗なく挿入することが可能である．マイクロモスキートを血管の長軸に沿って挿入して剝離し，血管鞘の前面を切開して本幹を露出していく．採取する予定の血管柄の全長にわたって血管鞘の前面を開放すると，側方に細かい分枝が確認できる．この分枝を適宜結紮切離して血管柄の側面を処理する．その後穿通枝の剝離と同様に，血管テープを本幹の数か所で通して血管柄を持ち上げつつ，血管柄の裏面を剝離し裏面に

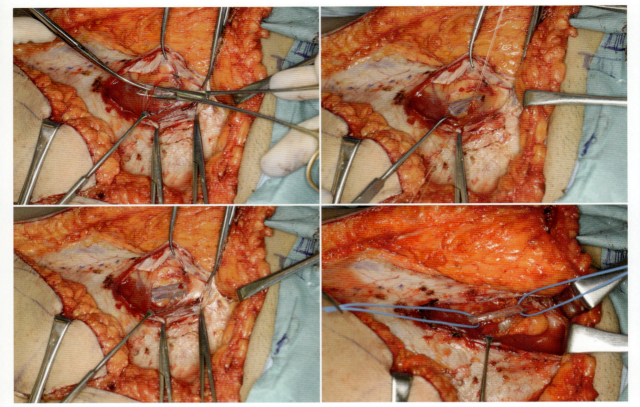

図 9. 血管柄の剥離
a：マイクロ剥離子を用いて，血管鞘の表面をすくい上げ剪刀で切開する．
b：血管鞘が開放され深下腹壁動静脈が露出している．
c：分枝を結紮したところ
d：2か所に血管テープをかけて挙上し，血管裏面を剥離しやすいようにする．

でる分枝も処理する(図9)．以上の操作を繰り返して血管柄を血管鞘から剥離する．血管を切離する部位の周辺では，血管柄の動静脈それぞれに血管テープをかけておき，動静脈を別々に結紮できるように剥離しておく．この際血管周囲の余分な結合組織や脂肪組織はできるだけ除去しておいた方が，後の顕微鏡下の操作が容易となる．

5．筋体の処理

筋皮弁の場合は筋体も切離する必要がある．あらかじめ，どの程度の大きさの筋体を採取すべきか決めておき，必要な範囲で筋肉を剥離して採取する．電気メスを用いてもよいが，その際筋体の収縮が強くなり適切な位置で筋体を切離するのが難しい場合もある．筋体の処理には，バイポーラーシザーズや超音波凝固切開装置などのエネルギーデバイスが有用である[4]．

以上のように皮弁デザインから皮島の剥離，血管柄の剥離，筋体の処理が終了すると，皮弁は血管柄のみで身体とつながった状態となる．最後に動静脈に血管クリップをかけて切離し，皮弁を摘出する．

皮弁挙上手術のコツ

1．左手の活用

皮弁挙上においては両手を上手く活用することが重要である．右手だけで手術操作を行い左手は添え物のようになっている術者をしばしば見かけるが，スムーズな手術進行には左右両手の共同が必須である．創部を持ち上げる，牽引する，緊張を与えるなど，いつ何時でも左手を活用することを忘れてはならない．通常は，利き手の動きについてはあまり意識せずともスムーズに行うことが可

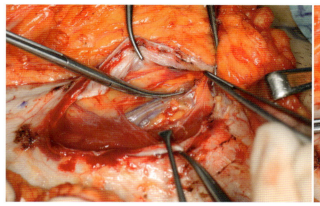
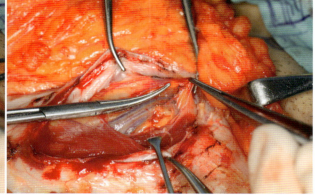

図 10. 剝離子の特性（弯曲）
a：よい例．先端の弯曲が血管柄に沿って進められる．
b：悪い例．先端が血管柄から浮き上がっており，スムーズな剝離ができない．

能であるため，左手を意識した手術を心掛けるとよい．「左手を制する者は術野を制する」のである．

2．カウンタートラクション

手術創の切開，剝離の際に重要なポイントの1つにカウンタートラクションがある．切開や剝離を行う際に，手術操作を加えようとする部位に適切な緊張を与えることで，スムーズな手術操作を行うことができる．この術野に与える緊張（特に操作する方向の逆向きの緊張）をカウンタートラクションと言う．左手を用いて術者自身が緊張を作り出す場合もあるが，助手に術創の反対側を牽引してもらう場合もある．

3．層を利用する

身体にはいくつもの層が存在する．前述のように層の部分には loose areolar tissue が存在する．この層を利用して剝離操作を進めると手術が容易である．そのためには皮弁採取部の手術解剖をよく理解していることが重要である．体表面から深部に向かって剝離を進めていくと，次々に層が表れてくる．可能な限り層を利用して皮弁を採取するように心掛けるとよい．

4．手術器具の特性

手術の際に使用する器具にはそれぞれ特性があるので，これを理解した上で使用することが重要である．マイクロモスキートを用いて血管の剝離を行う場合は，その弯曲に注意する．モスキートを挿入する向きは先端の弯曲の接線方向に進めるとよい．先端が血管柄から浮き上がった状態ではスムーズな剝離は望めない（図 10）．

まとめ

以上，頭頸部再建における皮弁の挙上法の実際とコツについて報告した．頭頸部再建においては，再建手術全体の安全性を高めること，術後の口腔咽頭機能が良好であること，皮弁採取部の犠牲が少ないことが求められる．皮弁挙上にあたってもこれらの点に留意した手術が重要である．

文 献

1) 櫻庭 実ほか：切除と再建 QOL 向上を目指した Seamless collaboration 遊離空腸移植における切除と再建の連携 再建の立場から．頭頸部癌．34：245-248，2008．
2) 大幸宏幸ほか：切除と再建 QOL 向上を目指した Seamless collaboration 頭頸部再建における切除と再建の連携 切除の立場から．頭頸部癌．34：465-468，2008．
3) 木股敬裕ほか：再建外科．垣添忠夫監修，林 隆一編，新癌の外科―手術手技シリーズ 8，頭頸部癌．pp90-107，メジカルビュー社，2003．
4) 去川俊二ほか：骨弁採取におけるリガシュアの有用性．日マイクロ会誌．28：16-20，2015．

好評書籍

複合性局所疼痛症候群（CRPS）をもっと知ろう
―病態・診断・治療から後遺障害診断まで―

編集　堀内行雄（川崎市病院事業管理者）

日常診療で鑑別に頭を悩ませたことはありませんか？

治療に難渋する「痛み」を伴うCRPSの"今"をわかりやすくまとめました．診断や治療にとどまらず，後遺障害診断や類似疾患まで網羅！早期診断・早期治療のための必読書です！！

オールカラー　B5判　130頁　定価（本体価格　4,500円＋税）

<目次>
I．病　態
　CRPS：疾患概念の変遷と最新の研究動向
II．診　断
　CRPS診断の実際―判定指標と診療方針の概論―
　CRPSの画像診断―BMD計測およびMRSによる診断―
III．治　療
　早期CRPSの考え方とその対策―超早期ステロイド療法の実際を含めて―
　CRPS様症状を訴える患者への精神科的アプローチ―鑑別診断も含めて―
　CRPSの薬物療法―病状，病期による薬物の選択―
　CRPSに対する漢方治療の実際
　CRPSのペインクリニックにおける治療―早期治療と慢性疼痛対策―
　温冷交代浴の理論と実際
　CRPSに対するリハビリテーションの実際
　CRPS type IIの手術療法
　CRPSに対する手術治療―病態別治療と生体内再生治療―
IV．後遺障害
　CRPSの後遺障害診断―留意点とアドバイス―
V．関連・類似疾患
　採血による末梢神経損傷とCRPS
　ジストニアの診断と治療
　線維筋痛症（機能性疼痛・中枢機能障害性疼痛）の診断と治療，診断書記載

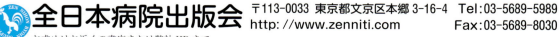

全日本病院出版会
〒113-0033　東京都文京区本郷3-16-4　Tel：03-5689-5989
http://www.zenniti.com　　　　　　　　Fax：03-5689-8030
お求めはお近くの書店または弊社HPまで

◆特集／イチから学ぶ！頭頸部再建の基本

穿通枝皮弁を頭頸部再建に用いる際の基本

飯田拓也[*1]　田代絢亮[*2]　吉松英彦[*3]　原　尚子[*4]
山本　匠[*5]　山下修二[*6]　成島三長[*7]　光嶋　勲[*8]

Key Words：穿通枝皮弁(perforator flap)，頭頸部再建(head and neck reconstruction)，浅腸骨回旋動脈穿通枝皮弁(SCIP flap)，浅下腹壁動脈皮弁(SIEA flap)，胸背動脈穿通枝皮弁(TAP flap)

Abstract　浅腸骨回旋動脈穿通枝皮弁(superficial circumflex iliac perforaotor flap；SCIP)や浅下腹壁動脈皮弁(superficial inferior epigastric artery flap；SIEA)をはじめとする，従来の穿通枝皮弁よりも細い血管茎をもつ皮弁は，低侵襲で様々な加工が可能であるといった特徴を有する一方，その血管茎の細さのため，従来の穿通枝皮弁とは異なる皮弁挙上や血管吻合の手技的な工夫が必要となる．今後，頭頸部再建において重要性を増すと考えられる SCIP，SIEA，TAP 皮弁について，その適応，採取法，移植の要点について詳述した．

はじめに

近年，より細い口径の血管を茎とする浅腸骨回旋動脈穿通枝皮弁(superficial circumflex iliac perforaotor flap；SCIP)，浅下腹壁動脈皮弁(superficial inferior epigastric artery flap；SIEA)などの穿通枝皮弁が頭頸部再建に用いられるようになってきた[1)~4)]．これらの皮弁は皮下脂肪内で血管を探して挙上するため，剝離が筋膜上にとどまり低侵襲である[5)]と同時に，様々な機能を付加することが可能[6)~9)]で，今後，頭頸部再建において重要性を増すと考えられる．本稿では，SCIP，SIEA，TAP 皮弁についてその適応，採取法，移植の要点について具体例を交えて述べる．

適応と皮弁の使い分け

多くの頭頸部癌切除後の症例に適応があるが，サイズとしては舌であれば舌半切程度までは十分に被覆が可能である．皮弁は脂肪弁になることが多いため，感染のリスクの少ない症例は特によい適応と考えている．例えば，顔面の軟部組織，側頭骨部分切除後などの再建である．また薄層化が可能なことも特徴のひとつで，SCIP 皮弁では全層植皮とあまり変わらない厚さまで薄層化が可能なことから，外耳道や眼瞼なども再建可能である[2)9)]．低侵襲，瘢痕が目立たない，成長障害をきたしにくいなどという特長から，女性や小児にもよい適応と考えられる[10)]．また，無毛の皮弁が採取可能であるため，大腿部や腹部が毛深い男性にもよい適応と考えている．一方で，放射線照射後の症例や，糖尿病，腎機能障害などの合併症を持った症例にはあまり向かず，筋肉を含めた皮弁(外側広筋付きALT や腹直筋皮弁)を用いるようにしている．

皮弁の使い分け

SCIP 皮弁：軟部欠損を再建する際に最も使いやすい皮弁で，感染リスクの少ない場合の第一選

[*1] Takuya IIDA，〒113-8655　東京都文京区本郷7-3-1　東京大学医学部形成外科，講師
[*2] Kensuke TASHIRO，同，助教
[*3] Hidehiko YOSHIMATSU，同，助教
[*4] Hisako HARA，同，助教
[*5] Takumi YAMAMOTO，同，助教
[*6] Shuji YAMASHITA，同，助教
[*7] Mitsunaga NARUSHIMA，同，講師
[*8] Isao KOSHIMA，同，教授

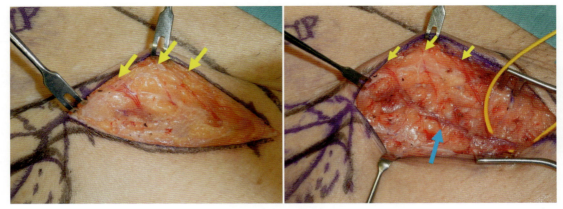

図 1. SCIP 皮弁の挙上
皮下脂肪内で 3 組の真皮に向かう穿通枝(黄矢印)をまず同定し,それを中枢に追うことで本幹(ここでは SCIA 浅枝:青矢印)を見つける.真皮に入るところまで顕微鏡下に剝離することで,超薄皮弁も挙上できる.

択としている.傷が被服部に隠れ,侵襲の程度は全層植皮片の採取とあまり変わらない程度である.周囲の骨,リンパ節,神経,筋膜,少量の筋肉を皮弁に含めることも可能[6)~8)]で,知覚皮弁なども可能である.

SIEA 皮弁:SCIP のバックアップとして使用している.SCIP は時に口径が細い場合があるが,こうした時は SIEA が優位で相補的に口径が太いことが多い[3)11)].このため術前の IC では常に SCIP から SIEA に変更できるようにしている.症例 2 は SCIP 予定であったが,浅枝が細かった.しかし,深枝を剝離するより前に非常に太い SIEA が見つかったため,SIEA 皮弁に変更した.

TAP 皮弁:四肢再建においては皮弁挙上が同時に行えるため有用であるが,頭頸部再建においては同時進行が難しいため,SCIP や SIEA が使えない時などにのみ行っている.体位は仰臥位で肩枕を入れて少し傾けた状態で採取可能である.筋体減量型広背筋皮弁と比較して機能障害の軽減はあまり大きくないと考えているが,薄い皮弁が採取可能である点が特長である.

共通の手技上の注意点

1.皮弁挙上

事前にドップラーや超音波検査にて血管位置のマーキングを行う.造影 CT では口径が細いため詳細な評価は難しいことが多い.皮弁挙上はルーペ下に行う.皮下脂肪浅層で穿通枝を探し出し,これを中枢側に追って本幹を探す(図 1).出血させると細い穿通枝は見失いやすく,容易に損傷するため,出血のないクリアな術野を常に心掛ける.また我々は皮弁挙上でも積極的に顕微鏡を入れて剝離を行っている.剝離は主として電気メスで行っている.出力を落として,道具の持ち替えを減らすことで短時間での挙上が可能である.太めの枝は血管クリップなどを用いて切離し,糸による結紮は最小限にとどめることで,時間を節約している.血管の剝離が終わったら,動脈,静脈のマーキングを行う.SCIP などの血管は非常に細いため,通常の皮弁と異なり,一旦切離すると動脈,静脈が判別つかなくなる場合がある.壁の厚さや拡張度も大差ないため,事前に印を付ける必要がある.

2.血管吻合

通常の皮弁より細い血管吻合が必要となる.動脈に関しては,移植床で同じサイズの血管を探すことが難しいことも多く,また存在しても長い剝離やそれに伴う血管攣縮や損傷のリスクがあることから,通常端々吻合に用いる動脈(上甲状腺動脈,頸横動脈,顔面動脈など)に側端吻合することが多い.端側吻合では両端針を用いると便利である.一方,静脈に関しては通常とほぼ同じ吻合を行っている.皮弁側静脈は細いが,細→太への流れになるためあまり問題を生じない.また,複数の吻合血管が存在する場合にはできるだけ多く吻

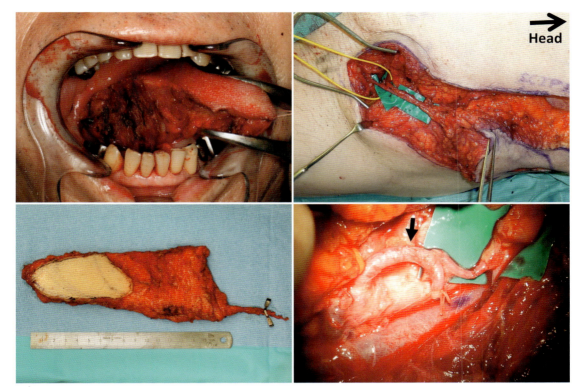

図 2. 症例 1：舌癌，SCIP 皮弁
a：舌癌に対し舌半切が施行された．
b：左側腹部より SCIP 皮弁を採取
c：皮弁の中枢側を脱上皮し，顎下の死腔を充填した．
d：血管吻合は上甲状腺動脈の枝，内頸静脈に行った．

（文献 1 より引用）

合するようにしている．

3．ICG 蛍光造影

血管吻合後はほぼ全例に対し，ICG 検査で開存性の確認を行っている．顕微鏡組込み型 ICG（Pentero, Carl-Zeiss）を用いて，ICG 1 ml を静注し，流速，狭窄・乱流の有無などの確認を行う．

4．皮弁の縫着

通常の筋皮弁などに比べて，やや柔らかく縫合するようにしている．皮弁の固定を強く行うと鬱血，虚血をきたすことがあるため，糸を強く締めすぎないようにする．我々は 4-0 PDS II で単結節および Gambee 縫合を用いている．

症例報告

症例 1（図 2, 3）：72 歳，男性．舌半切の症例

舌癌に対して舌半切，両側頸部郭清が施行された．16×8 cm の SCIP 皮弁を左側腹部より挙上し

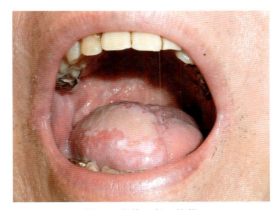

図 3. 術後 1 年の状態

た．皮弁の中枢側は脱上皮して，顎下の死腔を充填した．血管吻合は上甲状腺動脈の分枝と端々吻合，内頸静脈に端側吻合した．術後経過は良好で皮弁は完全生着した．嚥下，構音機能の回復は良好であった[1]．

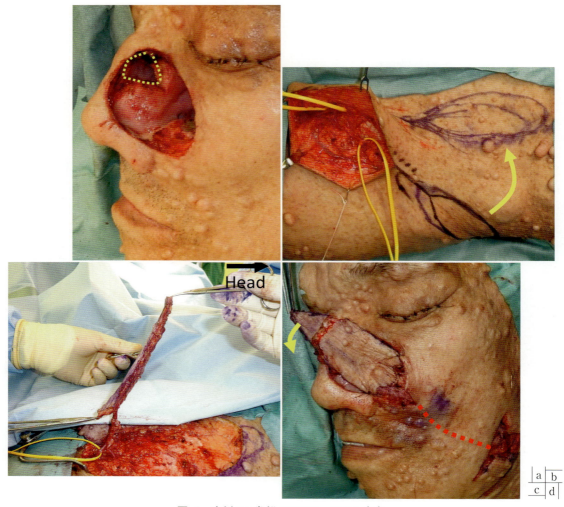

図 4. 症例 2：鼻部 MPNST，SIEA 皮弁
a：腫瘍切除に伴い鼻頬部，鼻中隔に欠損を生じた.
b：SCIP 皮弁を挙上予定であったが，SCIA 浅枝は細い一方，SIEA は太かったため，SIEA 皮弁に変更した.
c：血管茎を遠位に追うことで薄い SIEA 皮弁を挙上した.
d：皮弁を折りたたんで，遠位側を用いて鼻中隔を閉鎖した．血管吻合は皮下トンネルを通して顔面動静脈と行った.

(文献 3 より一部改変引用)

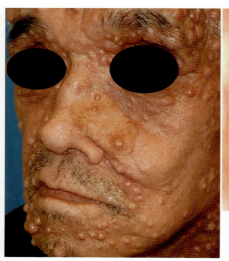
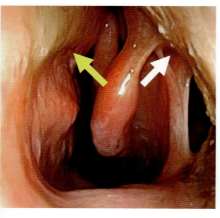

図 5.
術後 2 年の状態
皮弁の修正を行わずに，良好な形態が得られた．また鼻中隔(黄矢印)も閉鎖され，上皮化も良好であった.

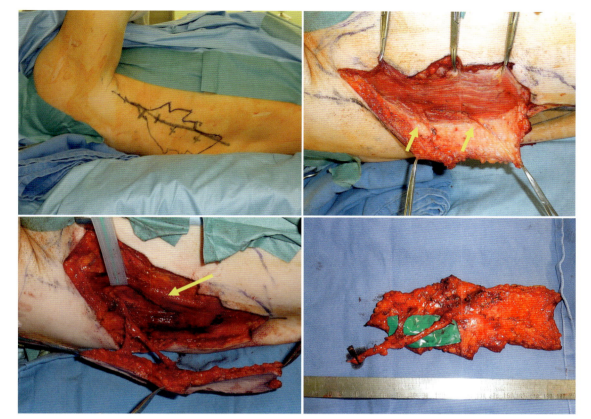

図 6. 症例 3：顔面腺様囊胞癌，TAP 皮弁
a：仰臥位で皮弁を右側胸部にデザイン
b：広背筋上を剝離し，穿通枝を 2 組同定
c：筋肉を割いて，本幹を剝離する．胸背神経は血管から剝離し，温存する．
d：挙上した皮弁．神経は含まず，血管のみとする．

症例 2（図 4，5）：65 歳，男性．顔面悪性末梢神経鞘腫（MPNST）再発，レックリングハウゼン病

腫瘍切除に伴い鼻頬部の全層欠損と鼻中隔，上顎洞前壁部分欠損が生じた．薄い皮弁が必要であったため，SCIP を計画した．SCIP を挙上し始めると，SCIA 浅枝は細い一方，太めの SIEA が見つかったため，SIEA 皮弁に変更した．皮下脂肪が厚めであったため，血管を末梢に剝離して皮弁を薄くすると同時に，血管長を稼いだ．血管は皮下トンネルを通して，顔面動脈と側端吻合，顔面静脈と端々吻合した．皮弁は先端を折り曲げて鼻中隔欠損を閉鎖した．裏面は植皮を行った．術後経過は良好で皮弁は完全生着した[3]．

症例 3（図 6，7）：68 歳，男性．腺様囊胞癌再発

24 年前から腫瘍の切除と再発を繰り返し，過去に SCIP 皮弁，DIEP 皮弁を移植している．今回は頬部の再発病変に対し，拡大腫瘍切除となった．顔面の再建であるため無毛かつ比較的薄めの皮弁が必要であったが，大腿部は毛が多く，また SCIP と対側の DIEP 皮弁は採取済みのため，TAP 皮弁を用いることとした．右側胸部より仰臥位で皮弁を採取した．筋肉上を剝離し穿通枝を 2 組確保した．筋肉を割いて本幹を同定し，中枢側に剝離した．この際，胸背神経は血管から分離して機能温存を図った．血管吻合は頸横動脈，内頸静脈に行った．皮弁は完全生着した．

まとめ

SCIP，SIEA，TAP 皮弁は低侵襲，高機能な頭頸部再建を行うための有用な選択肢であると考えられる．これらの皮弁を安全に移植するための様々な工夫が，本皮弁の適応を拡大する上で重要

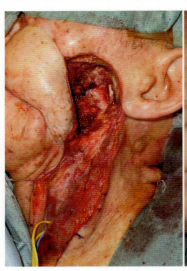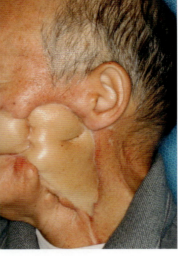

図 7.
a：腫瘍切除後の状態
b：皮弁移植後 9 か月

と考えられた．

引用文献

1) Iida, T., Mihara, M., Yoshimatsu, H., Narushima, M., Koshima, I.：Versatility of the superficial circumflex iliac artery perforator flap in head and neck reconstruction. Ann Plast Surg. **72**(3)：332-336, 2014.
2) Iida, T.：Superficial Circumflex Iliac Perforator (SCIP) Flap：Variations of the SCIP Flap and Their Clinical Applications. J Reconstr Microsurg. **30**(7)：505-508, 2014.
3) Iida, T., Yoshimatsu, H., Tashiro, K., Hara, H., Yamamoto, T., Narushima, M., Koshima, I.：Reconstruction of a full-thickness, complex nasal defect that includes the nasal septum using a free, thin superficial inferior epigastric artery flap. Microsurgery. **36**(1)：66-69, 2016.
4) Nasr, S., Aydn, M. A.：Versatility of free SCIA/SIEA flaps in head and neck defects. Ann Plast Surg. **65**(1)：32-37, 2010.
5) Hong, J. P., Sun, S. H., Ben-Nakhi, M.：Modified superficial circumflex iliac artery perforator flap and supermicrosurgery technique for lower extremity reconstruction：a new approach for moderate-sized defects. Ann Plast Surg. **71**(4)：380-383, 2013.
6) Iida, T., Yoshimatsu, H., Hara, H., Mihara, M., Koshima, I.：Reconstruction of large facial defects using a sensate superficial circumflex iliac perforator flap based on the lateral cutaneous branches of the intercostal nerves. Ann Plast Surg. **72**(3)：328-331, 2014.
7) Iida, T., Mihara, M., Narushima, M., Koshima, I.：A sensate superficial circumflex iliac perforator flap based on lateral cutaneous branches of the intercostal nerves. J Plast Reconstr Aesthet Surg. **65**(4)：538-540, 2012.
8) Iida, T., Narushima, M., Yoshimatsu, H., Yamamoto, T., Araki, J., Koshima, I.：A free vascularised iliac bone flap based on superficial circumflex iliac perforators for head and neck reconstruction. J Plast Reconstr Aesthet Surg. **66**(11)：1596-1599, 2013.
9) Iida, T., Mihara, M., Yoshimatsu, H., Narushima, M., Koshima, I.：Reconstruction of the external auditory canal using a super-thin superficial circumflex iliac perforator flap after tumour resection. J Plast Reconstr Aesthet Surg. **66**(3)：430-433, 2013.
10) Iida, T., Yamamoto, T., Yoshimatsu, H., Abe, N., Tsuchiya, M., Nemoto, N., Watanabe, S.：Supermicrosurgical free sensate superficial circumflex iliac artery perforator flap for reconstruction of a soft tissue defect of the ankle in a 1-year-old child. Microsurgery. **36**(3)：254-258, 2016.
11) Koshima, I., Nanba, Y., Tsutsui, T., Takahashi, Y., Urushibara, K., Inagawa, K., Hamasaki, T., Moriguchi, T.：Superficial circumflex iliac artery perforator flap for reconstruction of limb defects. Plast Reconstr Surg. **113**(1)：233-240, 2004.

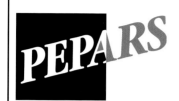

◆特集／イチから学ぶ！頭頸部再建の基本

頭頸部再建における血管吻合・神経縫合の基本

田中顕太郎[*1]　岡崎　睦[*2]

Key Words：血管吻合(vascular anastomosis)，神経縫合(neurorrhaphy)，マイクロサージャリー(microsurgery)，遊離組織移植(free tissue transfer)，頭頸部再建(head and neck reconstruction)

Abstract　近年の医療技術の進歩に伴い，経験年数の少ない形成外科医にとってマイクロサージャリーの技術は習得すべき必須の手術手技になりつつある．血管吻合や神経縫合はなにも特殊な技術を要するわけではなく，トレーニングにより身に付けた基本技術の組み合わせから成り立っている．ここでは頭頸部再建を例にとってひとつひとつの基本事項を確認していきたい．まずはマイクロ操作を始める前に準備しておくべき事項を，患者要素，術者要素，手術器具材料に分けて述べる．次に顕微鏡下での操作が始まってから術者が行うべき当たり前の手順について術後までを含めて，実際の手術手順に沿って解説し，加えてちょっとしたコツについても述べたい．

はじめに

手術用顕微鏡やルーペによって拡大された視野のもとに行われる手術，いわゆるマイクロサージャリーの技術は近年では広く医療の現場に普及し，遊離組織移植術は形成外科診療の中でごく通常の治療手段となりつつある．これからは研修医や経験年数の少ない形成外科医にとって，マイクロサージャリーの技術は習得すべき必須の手術手技であると考える．

ここでは特集タイトルに準じて，これから再建手術を学ぼうとしている若手の形成外科医を対象とした内容とする．血管吻合や神経縫合に関する詳細な解説や上級者向けの応用編は学術論文や様々な成書に委ねることにして[1)~6)]，実際に行われる頭頸部再建の手術手順に沿ってひとつひとつの基本的な留意事項を改めて記載していくこととする．これはマイクロサージャリーの技術は特殊なものではなく，ごく当たり前の操作をひとつずつ確実に行っていくことが結果として良好な手術結果につながると考えるからである．

マイクロ操作を始める前に

実際に顕微鏡下に手術操作を行う前には十分な準備が必要である．できる準備は全てやっておくと精神的な安心が得られ，実際の手術手技にも自信と余裕が生まれる．患者要素，術者要素，手術器具について十分に準備をしてマイクロ操作に臨むとよい．

1．患者要素

術前に十分に患者を診察することは医師として当然の職務である．自ら手術説明を行い自分の治療行為に責任を持つとともに良好な医師患者関係を構築しておくことは，スムーズな治療経過や術後トラブルへの対処などの際にも重要である．マイクロサージャリーに関するチェックポイントを以下に示す．

[*1] Kentaro TANAKA，〒113-8510　東京都文京区湯島 1-5-45　東京医科歯科大学形成外科，特任助教

[*2] Mutsumi OKAZAKI，同，教授

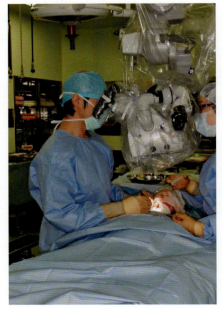

図 1. マイクロ操作中の姿勢
首は後屈させない．肘から先は接地させる．

A．現病歴

原病である頭頸部腫瘍についても十分な知識を持ちたい．周術期の追加治療や予後などの知識は再建手術計画に役立つ．手術既往，放射線照射歴（照射線量を含めた）などは重要な術前情報である．このような症例では剝離操作の感触や顕微鏡下での組織性状は通常とは異なる．手術既往があれば血管や神経は正常な解剖位置に存在しないことがある．手術記録などはよく確認しておく．

B．既往歴

糖尿病，高血圧，高脂血症，喫煙などは動脈硬化をきたしやすいので注意する．透析歴があれば手術の難度は増す．心房細動などの不整脈は血栓形成のリスク因子として知られ[7]，必要であれば事前に循環器内科的なコントロールが必要である．

C．身体所見

性別や年齢は意識して手術に臨む．術前に吻合する血管の状態を想像する．また実際に手術中の体位をとらせるのもよい．高齢者では頸部の後屈が困難で術野をとりにくいことがある．通常の血圧の値を知ることは術中の血圧コントロールに役立つ．

D．術前検査

病歴から血管走行が通常の解剖学的位置にないことが予想される場合には術前検査を行う．血管ドップラーやエコー検査が簡便で侵襲も少なく有用だが，必要に応じて CT angiography も考慮する．術前に吻合する血管の候補とその位置を想定し記述しておくとよい．

2．術者要素

顕微鏡下の手術操作を始める前に術者が準備すべき事項について述べる．可能な限り手術しやすい環境を整えてから臨みたい．ちょっとした操作中のやりにくさは大きないらいらにつながる．

A．体調管理

これは言わずもがなであろう．前日にはよく睡眠をとり十分に体調を整える．

B．姿　勢

手術中の姿勢は立位でも座位でもよい．首の傾きと手の位置に気を配る．頸部を後屈する姿勢は頸椎を痛めるため，やや前屈するよう顕微鏡の鏡筒の位置を調整する．マイクロ操作中は肘関節より先がなるべく接地するように適宜手台などを入れて調整し，無駄な力が入らないように工夫する（図1）．

C．血管吻合や神経縫合の場のセッティング

いよいよ手術操作を行う場をセッティングする．つなぐべき血管や神経がなるべく横方向あるいはやや右上がりの配置となる方が操作しやすい．術野が深くなってしまう場合には下に生食ガーゼなどを挿入して血管神経を持ち上げておく．吻合縫合部の下にはバックグラウンドを敷き術野を見やすくする．マイクロ操作中に周囲の組織や血管クリップなどの手術器具に縫合糸が引っ掛かることがあり妨げになるので，そのような場所は生食ガーゼで被覆しておく．周囲のガーゼをしっかりと濡らしておくと針や縫合糸が飛んだりせずに安定する．また術野に露出した組織の乾燥も防げる．

このセッティングの作業は非常に重要で実際の運針操作より重要であるといっても過言ではな

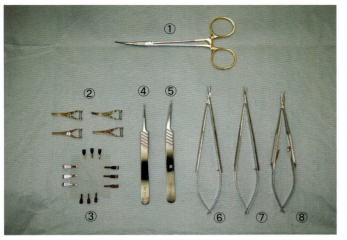

図 2. マイクロ操作に必要な鋼製器具
① 血管剝離子, ② ブルドック血管鉗子(35 mm), ③ 血管クリップ, ④ 鑷子(No.5), ⑤ 鑷子(No.5A), ⑥ 剪刀(曲), ⑦ 剪刀(直), ⑧ 持針器

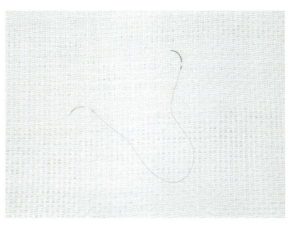

図 3. 両端針のマイクロ用縫合糸
(写真は 9-0 ナイロン糸)

い．術者ごとに好みもあるので，練習を通じて自分の"勝ちパターン"を持っておくことは大切である．

3．手術器具・材料

使用する手術器具や材料はよく吟味し不足がないように準備しておく．看護師などのスタッフにも伝えておき，いつでもすぐに術野に出てくる体制を整える．

A．鋼製器具

マイクロサージャリー用の鑷子(No.5, No.5A)，持針器，剪刀(直，曲)が必要である．様々なタイプのものが市販されておりどれも有用と思われるが，自分が練習を通じて最も使い慣れた器具を使用することが大切である(図2)．

B．縫合糸

8-0，9-0，10-0 のナイロン糸は必ず用意しておく．頭頸部の血管吻合では多くの場合に 9-0 ナイロン糸を用いる．血管径が大きかったり壁が厚く硬かったりした時に 8-0 ナイロン糸を使用することがある．また神経縫合では縫合糸周囲の瘢痕組織の形成をなるべく抑えるために 10-0 ナイロン糸を使用する．血管壁の動脈硬化や内膜の剝離が高度な場合には，血管内腔をよく観察しながら運針できる両端針が非常に有用であり[8)9)]，是非準備しておきたい(図3)．

C．その他

その他に必ず必要なものとして，血管クリップ，ヘパリン加生理食塩水(ヘパリン生食)，塩酸パパベリン，バックグラウンドシートなどがある．ヘパリン生食は血管内腔を洗浄し観察するのに使用する．抗血栓作用があり血管内腔を満たすこともある．動脈の攣縮をとり十分に径を拡張させるために塩酸パパベリンや塩酸リドカインなどの血管拡張剤を使用する．バックグラウンドシートはわかりやすい術野が得られれば何でもよい．我々は便宜上，手術用手袋の一部(緑色)を利用しているが，本来は術野の補色に近い水色を用いると見やすい．血管クリップは様々なタイプのものが市販されている．我々は鋼製のシングルクリップを使用している．ダブルクリップは吻合部を引き寄せられる利点があるが，通常の頭頸部再建ではそのような緊張の強いセッティングには無理があり行わないので使用する機会は少ない．内頸静脈や外頸動脈への側端吻合を行う場合にはブルドック血管鉗子(長さ35 mm のもの)を使用している．動静脈どちらにも使用できセッティングの自由度が高いので，ブルドック鉗子は有用な血流遮断法であるが，動脈硬化の強い血管に用いると内膜を損傷する危険性があるので，注意が必要である(図2)．

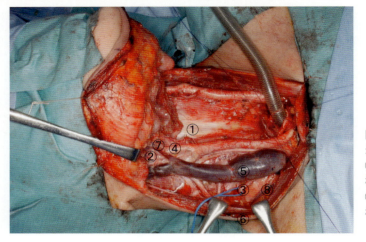

図 4.
最もよく使用される頸部の吻合血管
① 上甲状腺動脈，② 舌動脈，③ 頸横動脈，④ 外頸動脈，⑤ 内頸静脈，⑥ 外頸静脈，⑦ 総顔面静脈，⑧ 頸横静脈

血管吻合

1．吻合血管の選択

頭頸部再建では用いられる吻合血管の種類が多いことが特徴である．よく用いられる動脈は，浅側頭，顔面，舌，上甲状腺，外頸であるが，浅頸や胸肩峰なども使用することがある．よく用いられる静脈は，浅側頭，中側頭[10]，顔面，総顔面，内頸，外頸，上甲状腺などである．これらの解剖学的走行に習熟し，吻合する血管の候補を術前からいくつか想定しておくことが重要である(図4)．

2．手術手順

A．動　脈

1）端々吻合

a）プレパレーション

① 断端のリフレッシュ：吻合する動脈の両断端を追加切断し切断端をリフレッシュする．

② 外膜の処理：血管吻合部から内腔に外膜が迷入しないように余剰する外膜を切除する．この際には必要以上の外膜を処理する必要はない．外膜をつまんで吻合部方向に引っ張り断端より飛び出す分だけ切除すれば十分である．

③ 血流の吹きの確認：運針を始める前に血管クリップを一度外し血流が十分かどうか吹きを最終確認する．これは同時に血管の捻れの解消にもなる．この時点で吹きが弱い場合にはセッティングをやり直すことを考慮する．

④ 内腔の観察：血管内腔をよく洗い観察する．内壁に小さな血栓が付着しているのがみえたら注意深く取り除く．細い方の血管は鑷子でゆっくりと丁寧に内腔を拡げることで，たいていの吻合血管の口径差は調整できることが多い．

b）運針(図5)

① 持針器で針の先端から1/2～2/3の位置を把持する．運針の基本は丁寧に壁に対して針を90°の角度で刺入する．針を抜く時にも丁寧に弯曲に沿って抜き，壁の損傷を最低限に抑える．前壁に針を刺入する時には必ず後壁を視認して後壁を拾っていないことを確認する．後壁がみえなければ針は刺さない．鑷子で適切な牽引をかけて必ず後壁をみる．後壁に針を刺入する時には同様に前壁の確認を行う．針をかける位置の断端からの距離は壁の厚さの2倍を目安にするとよい．

② まず最初の針は術者からみて一番遠いところにかける．2番目の針は最初にかけた針から正反対の場所にかけるとよい．これで吻合の両端が決まる．

③ 続いて前壁の縫合を行う．針数は3～5針程度で症例に応じて適宜調整する．まずは両端にかけた縫合糸の隣にそれぞれ1針ずつかけるとよい．初心者はこの時に隣の縫合糸との間隔が広くなる傾向があるので，意識して狭くなるように針をかけた方がよい(図6)．

④ 前壁の縫合が終わったら血管を反転させ後壁の縫合に移る．反転させた血管はまた元に戻ろうと力が加わることが多い．周囲のガーゼなどで

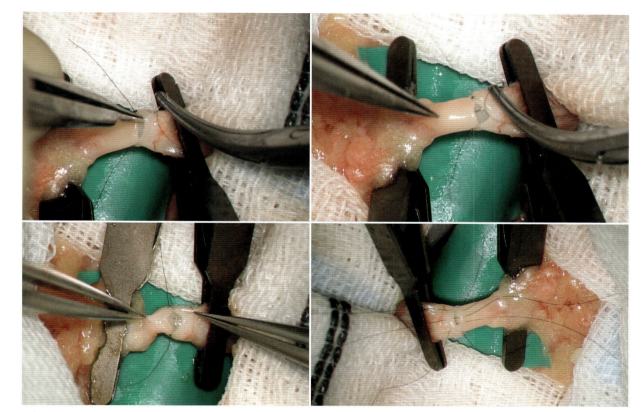

図 5. 動脈の端々吻合
a, b：両端の縫合を終えて前壁の1針目．後壁を拾っていないことを直視下に確認
c：血管を反転させて後壁の縫合．しっかりと内腔を観察する．
d：結ばずに次の縫合に行く untied suture technique

しっかりと固定しないと縫合の途中で血管が再反転して非常に嫌な思いをする．後壁の縫合も今まで通りだが，しっかりと内腔を確認するために最後の数針は糸を結ばずに次の縫合にいく untied suture technique[2)6)]で行うことが多い．最終縫合の前には内腔をヘパリン生食で満たして気泡を除去する．

⑤ 動脈を反転できない時には back wall technique[3)6)]が必要となる．詳細な縫合の手順はここでは割愛し参考文献に譲るが，縫いにくい部位から先に縫っていくことを原則として針をかけていく．

2）端側吻合
a）有用性

頭頸部再建では複数回の手術のために吻合できる動脈が少ない場合でも，最終手段として外頸動脈の端側吻合という選択肢がある[9)]．この場合に

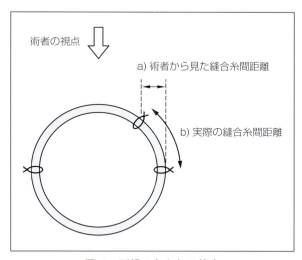

図 6. 両端のとなりの縫合
術者には縫合糸間距離が実際より狭くみえる傾向がある．（a＜b）

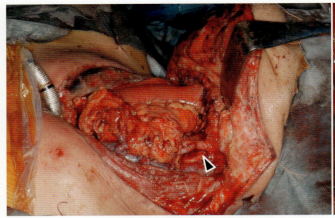 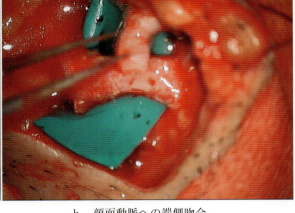

　　a．外頸動脈への端側吻合　　　　　　　　　　b．顔面動脈への端側吻合
図 7．動脈の端側吻合

は血管の口径差を考える必要はない．あるいは頭頸部組織の血流の温存を考慮するならば，その他の動脈であっても端々吻合ではなく端側吻合の使用頻度をもっと上げてよいと考える．動脈の端側吻合は頭頸部再建において有用なテクニックである（図 7）．この際には吻合する動脈同士が垂直に近くなるように留意する．吻合部が折れると血栓形成のリスクが高まる．端側吻合を行うと血管配置の自由度は低くなるので吻合部位に注意が必要である．

b）手　順

吻合動脈の壁に小孔を開ける．外膜を処理した後に両端にブルドック鉗子をかけて血流を遮断し剪刀で丁寧に小孔を開ける．移植組織の動脈断端も通常通りにプレパレーションする．まずは後壁を，続いて前壁を単結節縫合するが，この時にもかけにくい場所から先に針をかけていくのが基本である[6]．

B．静　脈

1）端々吻合

a）プレパレーション

断端のリフレッシュや外膜の処理，内腔の観察は動脈の場合と同様に行う．この時に移植床側のback flow が確認できると安心である．同時に血管の捻れの最終確認をする．静脈の場合には内腔を観察した時に断端の近傍に弁が観察される場合がある．この時には弁を切除するように断端を再度リフレッシュする．

b）運　針

基本的な操作は動脈の端々吻合の場合と同様である．最初に術者から最も遠い場所に針をかけ，次に180°反対の位置に針をかけて両端を決める．前壁や後壁の運針の順番に特に決まりはない．静脈は動脈と違い壁が柔らかく内腔の形が保てないので，口径差の調整や後壁の確認がしづらい．対処法として最初に両端にかけた 2 針の縫合糸を長く残しておき，バックグラウンドシートに入れた切り込みにひっかけることにより両端を牽引しておくとよい（図 8）．これによって口径差の調整も後壁の確認もやり易くなる．かける針数にも決まりはないが，針をかけ過ぎないように意識した方がよい．

2）端側吻合

頭頸部再建では多くの場合，吻合静脈として内頸静脈が残されている．そのため静脈の端側吻合を行う機会は多い．ぜひ身に付けておきたい手技である（図 9）．

a）プレパレーション

① **血管配置**：内頸静脈を手前に横方向に走行するように，移植組織の静脈を術者から見て遠位から縦に内頸静脈につながるように配置する．内頸静脈はやや深くを走行する場合があるので，全周性に剝離をして十分な可動性を持たせてから深部に生食ガーゼを挿入し，全体を持ち上げておくと操作がしやすい．

② **外膜の処理**：内頸静脈の吻合部位を決めたら

その周囲のやや広い範囲の外膜を切除し血管内腔への迷入を防ぐ．再手術症例などでは外膜が肥厚していることがある．

③ 側壁に小孔を開ける：吻合部の遠位近位をブルドック血管鉗子を用いて遮断する．この際に内頸静脈の血流を完全には遮断しないように留意する．剪刀で丁寧に吻合静脈の径よりやや大きめの小孔を開ける．ヘパリン生食でよく洗浄し内腔を観察する．開けた小孔の手前の断端に牽引の糸をかけておくと吻合中も内腔の観察がしやすい．

b) 運 針

① 後壁縫合：はじめに術者からみて右端の縫合を行う．そのまま後壁を連続縫合で縫合していく．左端の近くまで到達したら縫合糸の先端は長めに残しておく．左端に単結節縫合をかける．その縫合糸と先に残しておいた連続縫合の端を縫合して後壁は終了する．最後の縫合の前に連続縫合の緩みをしっかりとっておく．

② 前壁縫合：続いて前壁の縫合を行う．前壁は

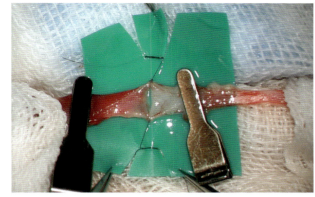

図 8．静脈の端々吻合
両端にかけた2針の縫合糸を長く残し，バックグラウンドシートに斜めに入れた切り込みにひっかけて両端を牽引する．

単結節縫合を行う．最後の数針は untied suture technique で行いしっかりと内腔を確認する．最終縫合の前には内腔をヘパリン生食で満たして気泡を除去する．

ここまで血管吻合の実際の手順について述べた．大事なポイントは，針を丁寧に壁に90°に刺

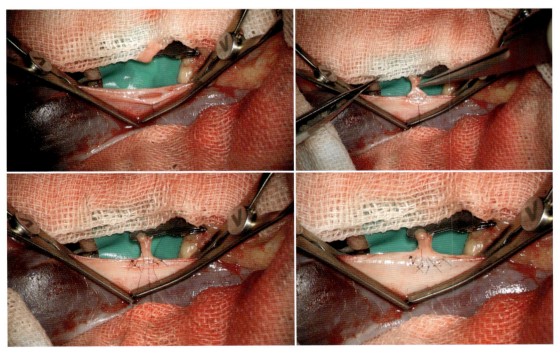

a	b
c	d

図 9．静脈の端側吻合
a：側壁に開けた小孔．手前の断端に牽引の糸をかけて内腔を観察する．
b：後壁の連続縫合終了時
c：前壁の最後の数針 untied suture technique
d：縫合終了時．静脈が漏斗状にやや広がるように吻合されている．

して弯曲に沿って抜く，絶対に後壁を拾わないように必ず目視してから針をかける，吻合に必要な必要最低限の針数を考える，といった基本的なルーティンワークをいかに毎回確実に行うか，ということである．

3．吻合後のチェック

血管吻合が終了したらクリップを外して血流を再開する．クリップを外す順番は施設間で各種あるようだが，我々は動静脈の吻合が全て終了した後に，静脈，動脈の順にクリップを外す．いずれも血流の下流側からクリップを外していく．吻合が終了したら血管には塩酸パパベリンをかけ，あるいは温生食で十分に洗浄して血管の攣縮をとってからしばらく経過観察する．最後の閉創までには時間があるはずである．その間を利用して吻合部血栓の有無を確認する．吻合に技術的な問題がある場合には術中にすでに血栓形成を認めることが多い．

4．放射線照射例や動脈硬化症例での注意点

動脈硬化が強い症例や放射線照射歴のある症例では，内膜の肥厚や剥離が強く起こっている場合がある．このような症例では血管吻合の操作中にいくつか注意すべき点がある．

①動脈断端をリフレッシュする場合に，通常の手順で前壁と後壁を重ねて2層で切断すると何度やっても内膜が高度に剥離してしまい吻合に適した状態にならない場合がある．この時には壁の一部に切開を入れ，ここからゆっくりと丁寧に壁を単層でぐるりと1周分リフレッシュする．この操作できれいな切断端を得られることが多い．

②壁の硬化が強い場合には縫合糸の締め具合をやや緩めにした方がよい．あまり強く縫合糸を締めると壁が裂けてしまう．両断端が接したなと感じたところで止めるくらいでよい．また針数も通常よりやや少なめを意識する．

③硬化が強い場合には壁の外側から内側に針を通すとその操作で内膜が剥がれてしまう場合がある．内側から外側へ針を通せば内膜が剥がれる力は働きにくいし内腔をよく観察しながら運針することができる．両断端のどちらも内側から外側に針をかけるには両端針の縫合糸が極めて有用である[8]．

5．閉創時の注意点

閉創時には，吻合部に血栓がないこと，吻合血管の捻れがないこと，血管の配置に無理がなく折れ曲がっている部位がないこと，絶対に血管に吸引圧がかからない位置にドレーンが配置されていること，などを確認する．閉創時の不注意のために術後トラブルが起こることはたまに経験される．

6．術後経過観察

頭頸部再建で使用する吻合血管の口径は大きく，術中の再吻合など特に大きなリスクがない症例では術後の血管拡張薬の投与は必要ない[11]．術後のモニタリング方法については各施設から様々な報告がある．我々は専用のチェックシートを用いて術後3日目までは2時間おきに移植組織の色調などを経過観察している．吻合血管のトラブルが疑われたら，ベッドサイドで頸部を開創して血管吻合部を直視下に確認すること，そして手術室に再度入室することをためらうべきではない．何も問題がないことが確認されただけでも後悔したことはない．

神経縫合

頭頸部再建では顔面神経，下歯槽神経，眼窩上神経，眼窩下神経などの再建，あるいは移植組織の知覚再建の時に神経縫合が行われる．神経縫合は手術結果が出るまでに長期の経過観察が必要であり，ややもすると血管吻合ほど注意を払われないことがある．しかし縫合可能な神経を縫合せず手術を終了することは患者の術後QOLを損なうことにつながるので避けたい．特に運動神経である顔面神経の再建は患者の生活を大きく左右することになり，その神経縫合には血管吻合以上の力を注ぐべきである．

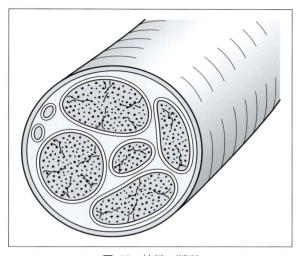

図 10. 神経の断面
神経周膜に被覆された神経束が集まり神経上膜に覆われている.

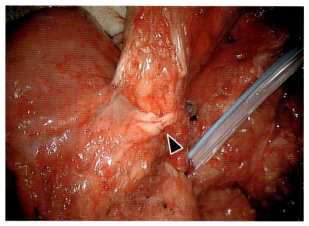

図 11. 神経縫合
腓腹神経を用いた下歯槽神経の再建

1．縫合する神経の選択

A．神経の切離と縫合

頭頸部再建で縫合する可能性のある神経については前述した．これらの神経が切断されても欠損がなければ多くの症例で直接縫合が可能である．この場合には端々縫合となる．

B．神経移植

欠損が生じた場合，あるいは腫脹などのために切断端が届かない場合には神経移植を要する．移植する神経として頸部の術野からは大耳介神経などを利用できる．また皮弁採取部からは，大腿皮神経，大腿神経運動枝，肋間神経，胸背神経などを採取することができる．その他に下腿から腓腹神経を採取して移植神経として使用することもできる．これらの移植神経は血流のない切り離した組織として使用する場合もあるし，血管柄付きの vascuralized flap として移植する場合もある[12]．神経再生に影響を及ぼす要素は，乗り越えるべき縫合数，神経の口径，移植神経の長さ，血流の有無など複数あり，それらを総合的に判断して移植術式を決定する．

2．縫合方法

神経の断面をみると，いくつかの神経束が集まって神経上膜に覆われている．それぞれの神経束は神経周膜に覆われており内部は神経線維の集まりである（図 10）．神経縫合においては周囲の膜にしっかりと針をかけて，神経切断端が過不足なくぴったりと接した状態を作り出すことが重要である．

A．縫合糸をかける組織からみた縫合法の種類

神経の縫合方法は針をかける組織によって，神経上膜縫合，神経周膜縫合，神経上膜周膜縫合などと分類される．我々は切離された神経を再縫合する場合と神経欠損がある部位に神経移植する場合で，どの方法を用いるかを使い分けている．

神経を切離して再縫合する場合には切断端の神経束をなるべく切離前の状態と同じように接触するよう縫合できれば理想的である．そのため神経束を意識した神経周膜縫合を取り入れた手技を採用している．

神経移植を行う場合には，神経軸索再生の過程を阻害しないようできるだけ周囲の瘢痕形成を抑制するべきと考えるので神経上膜縫合を行う．さらに神経移植の場合には，移植神経がなるべく捻じれずに配置されるよう気を配っている．

B．縫合部位からみた縫合法の種類

神経の縫合方法はつなぐ場所から端々縫合と端側縫合に分けられる．近年は神経縫合における端側縫合の有用性を示す基礎研究が多数報告されており[13)14)]，臨床でも使用する機会が増えている．

3．縫合手順

我々が通常行っている縫合手順について述べる．神経再生を妨げないために縫合部周囲にはな

るべく瘢痕組織を作らないことが理想的である．縫合糸は周囲に瘢痕組織を形成するので，針数はなるべく少ない方がよい．しかし断端の接合も大事であり，端々でも端側でも一般的には1か所の縫合で4～5針程度が妥当と考えている．縫合糸は10-0ナイロン糸を使用している（図11）．

縫合の前に神経断端をリフレッシュする．あまり長くを切除すると長さが足りなくなることがあるので注意する．端側縫合を行う場合には，神経の側壁の膜に小窓を開ける．どこまで深く小窓を開けるか，あるいは窓を開けないかについては様々な報告があり，術後成績に関する確立された見解はない．我々は上膜を切除して神経束を確認し，そこに神経上膜縫合で端側縫合することが多い．

運針に決まった順番はないが，まずはじめに術者からみて一番遠いところに針をかける．次にその対側に針をかけて縫合神経を安定させる．両端が決まったら，そこから左右90°のところに2か所縫合糸をかけて切断面をぴったりと接触させる．寄せ過ぎても寄せなさ過ぎてもいけない．フィブリン糊を用いて神経を接着し，少ない針数の縫合で補強する方法も行われる．

4．閉創時の注意点

切離した断端を直接縫合した場合，周囲組織の腫脹などのために縫合部に緊張がかかることがある．また神経移植を行う場合には神経再生をより早く強く促すために移植神経をなるべく短くしたい．緊張がかからないなるべく短い神経を移植することが理想的である．しかし神経縫合を行っている術野と閉創時の術野では組織の配置がしばしば変化する．いずれにしても閉創時に縫合した神経にどれだけの緊張がかかっているのかいないのか，注意を払う必要がある．

また放射線照射症例や再手術症例などでは，移植神経の周囲が十分な血流のある組織で被覆されていることが重要である．このために移植組織の配置などに配慮が必要である．

5．術後経過観察

神経縫合後の術後経過観察は長期間にわたる．使用したgraftの長さや吻合様式にもよるが，再建神経の回復には一般的に最低1年はかかるものと考えた方がよい．途中経過をよく観察して検査所見を記録しておくとともに，より良好な回復のためにビタミンB_{12}製剤（メチコバール）の内服を勧める場合がある．

おわりに

ここまで実際の手術に即した頭頸部再建での血管吻合・神経縫合について述べた．記載した内容はごくごく当たり前のことばかりである．しかしこの当たり前のことをいつでも確実に行うことは難しく，しかしそれがよい手術結果につながると考えている．

参考文献

1) 波利井清紀：マイクロサージャリーの基本手技．克誠堂出版，2015．
2) 長谷川健二郎，木股敬裕：【縫合の基本手技】マイクロサージャリー；血管吻合 a) 手術器具を含めた手技の要点について，特に通常の端々吻合．PEPARS．14：100-106，2007．
3) 上村哲司，巣瀬忠之：【縫合の基本手技】マイクロサージャリー；血管吻合 b) 血管端々吻合，端側吻合の手技の要点について，特にback wall techniqueを用いた方法．PEPARS．14：107-112，2007．
4) 木村裕明，小林誠一郎：マイクロサージャリーの実技 1. 血管吻合（端々，端側）．皮弁外科・マイクロサージャリーの実際．百束比古ほか編．132-136，文光堂，2010．
5) 多久嶋亮彦，波利井清紀：マイクロサージャリーの実技 2. 神経縫合（端側を含めて）．皮弁外科・マイクロサージャリーの実際．百束比古ほか編．132-136，文光堂，2010．
6) 岡崎 睦：形成外科のバイパス術 ②．新NS now neurosurgery ① バイパス術のすべて．森田明夫編．164-173，メジカルビュー社，2015．
7) Sakisaka, M., Kurita, M., Okazaki, M., Kagaya, Y., Takushima, A., Harii, K.：Drug-Induced Atrial Fibrillation Complicates the Results of Flap Surgery in a Rat Model. Ann Plast Surg. 76：244-248, 2016.
8) Okazaki, M., Asato, H., Sarukawa, S., Takushima,

A., Nakatsuka, T., Harii, K.：Availability of end-to-side arterial anastomosis to the external carotid artery using short-thread double-needle microsuture in free-flap transfer for head and neck reconstruction. Ann Plast Surg. **56**：171-175, 2006.

9) Okazaki, M., Asato, H., Takushima, A., Sarukawa, S., Nakatsuka, T., Yamada, A., Harii, K.：Analysis of salvage treatments following the failure of free flap transfer caused by vascular thrombosis in reconstruction for head and neck cancer. Plast Reconstr Surg. **119**：1223-1232, 2007.

10) Yano, T., Okazaki, M., Yamaguchi, K., Akita, K.：Anatomy of the middle temporal vein：implications for skull-base and craniofacial reconstruction using free flaps. Plast Reconstr Surg. **134**：92e-101e, 2014.

11) 田中顕太郎，櫻庭 実，浅野隆之，矢野智之，林 隆一：遊離組織移植術後のプロスタグランジンE_1の投与と移植組織の生着に関する検討. 日マイクロ会誌. **20**：332-338, 2007.

12) Tanaka, K., Okazaki, M., Homma, T., Yano, T., Mori, H.：Bilateral inferior alveolar nerve reconstruction with a vascularized sural nerve graft included in a free fibular osteocutaneous flap after segmental mandibulectomy. Head Neck. 2015 Dec 23. doi：10.1002/hed. 24326.［Epub ahead of print］

13) Hayashi, A., Yanai, A., Komuro, Y., Nishida, M., Inoue, M., Seki, T.：Collateral sprouting occurs following end-to-side neurorrhaphy. Plast Reconstr Surg. **114**：129-137, 2004.

14) 平田 仁，山本美知郎，三ツ口秀幸：【縫合の基本手技】神経端側縫合. PEPARS. **14**：126-131, 2007.

◆特集／イチから学ぶ！頭頸部再建の基本

頭蓋底・上顎再建の基本

松本　洋[*1]　木股敬裕[*2]　杉山成史[*3]　小野田　聡[*4]

Key Words：上顎(maxilla)，頭蓋底(skull base)，再建(reconstruction)，皮弁(flap)，基本手技(basic technique)

Abstract　頭蓋底・上顎再建は，頭頸部再建の中でも比較的難易度が高く，さらにその結果次第では患者の術後機能，整容面に大きな影響を及ぼす．しかしこれらの再建においては，標準化された手法が確立されておらず，各施設，術者によって様々な方法が試みられている．頭蓋底再建の目的は，頭蓋腔と鼻副鼻腔の確実な遮断を行うことで，髄膜炎など重篤な合併症を回避することである．一方，上顎再建は，顔面形態の維持，鼻咽腔閉鎖機能保持と眼球が温存された場合は視機能維持が重要となる．頭蓋底・上顎再建は術中にやるべきことが多く，確実な手順を経ながら手術を進めることが重要で，そのためには術前のプランニングと手術のイメージトレーニングが必須である．

はじめに

　上顎癌では眼窩や口蓋など，頭蓋底腫瘍では硬膜や頭皮など，隣接した組織に切除が及ぶため，複数部位の組織再建が必要となる．その再建法はこれまで多くの報告がなされているが，各施設や術者により方法も様々であり，標準的な再建術式が確立されていないのが現状である．本稿では，特定の移植組織による詳細な術式は別稿に譲り，頭蓋底ならびに上顎再建における基本的な再建法の考え方，手術プランニング，注意点について述べる．

[*1] Hiroshi MATSUMOTO, 〒700-8558　岡山市北区鹿田町2-5-1　岡山大学医学部形成再建外科，医員／同病院頭頸部がんセンター形成再建外科
[*2] Yoshihiro KIMATA, 岡山大学医学部形成再建外科，主任教授／同病院頭頸部がんセンター，センター長
[*3] Narushi SUGIYAMA, 岡山大学医学部形成再建外科，助教／同病院頭頸部がんセンター形成再建外科
[*4] Satoshi ONODA, 岡山大学医学部形成再建外科，医員／同病院頭頸部がんセンター形成再建外科

頭蓋底再建

1．目的・目標

　頭蓋腔と鼻副鼻腔を完全に遮断することで，髄膜炎などの術後合併症を回避することが目的となる．さらに硬膜損傷，欠損を生じるような場合は，確実な硬膜の修復も必要となる．頭蓋骨に切除が加わるような場合は，術後に頭蓋形態の変形を生じるために，骨移植など形態維持にも努める必要がある．

2．手　技

A．皮弁選択について

　頭蓋底の欠損分類とそれに対応した再建方法に関しては矢野ら[1]により詳細な報告がなされている．基本的には，頭蓋底欠損の大きさや部位，皮膚や硬膜，眼窩周囲組織の合併切除の有無，感染の併発など，再建部の状況により局所有茎弁か遊離皮弁を選択する．

　前頭蓋底や側頭下窩に限局する比較的小範囲の欠損では，頭蓋骨膜弁や帽状腱膜骨膜弁，側頭筋骨膜弁などによる局所有茎弁での頭蓋底再建が可能である．

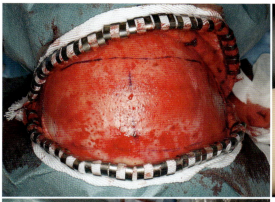
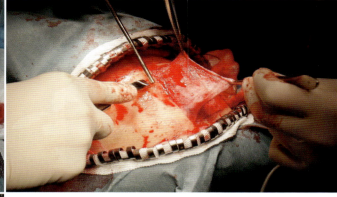
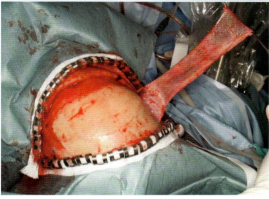

図 1.
側頭筋骨膜弁の挙上
　a：デザイン
　b：ラスパで愛護的に挙上
　c：正中を越えて，やや大きめに挙上した側頭筋骨膜弁

　一方，遊離皮弁の適応としては，
① 過去の頭蓋底手術既往のある症例
② 放射線照射既往のある症例
③ 頭皮や顔面皮膚，広範囲の硬膜や口蓋，眼球の合併切除例など，欠損が広範囲に及ぶ症例
④ 感染併発例
が挙げられる．

　再建に必要な軟部組織のボリュームにより皮弁を選択するが，小から中程度の欠損であれば前外側大腿皮弁を，よりボリュームが必要であれば腹直筋皮弁を選択することが多い．ただし筋体を充填した場合は経時的変化による筋体の萎縮を生じ，後に死腔形成や陥凹変形をきたすことがあり注意が必要である．これらのことを考慮して，現在当科では前外側大腿皮弁を脂肪筋膜弁として使用することが多い．

B．硬膜の修復について

　頭蓋底腫瘍では，しばしば硬膜も合併切除されるため，頭蓋底の再建に加え硬膜の修復も必要となる．

　硬膜の修復材料は，局所有茎弁として頭蓋骨膜弁や側頭筋骨膜弁(図1)，一方で局所有茎弁が使用できない場合の遊離大腿筋膜がある．多くの症例で局所有茎弁による再建が可能であるが，広範囲に硬膜を合併切除された症例では大腿筋膜を使用することが多い．他科より形成外科に依頼される頭蓋底再建の多くは，頭蓋腔と鼻副鼻腔の遮断に加え硬膜の修復を行うことが多い．したがって，硬膜欠損の範囲，部位により，局所有茎弁と遊離皮弁または遊離筋膜と遊離皮弁を組み合わせて頭蓋底再建を行う．

　硬膜の修復において，大腿筋膜を血管付きで用いるか否かの判断は，移植床の感染の有無で判断しており，感染がなければ必ずしも血管付きで移植する必要はないと考える．また，遊離筋膜で再建可能な硬膜欠損の大きさに関して，自験例において 12×20 cm の遊離筋膜移植の経験があり，感染がなく移植筋膜が皮弁など血流豊富な組織に接しておれば，欠損の大きさにかかわらず遊離筋膜でも問題にはならないと考える[2]．

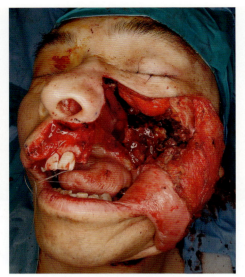

図 2. 眼窩下壁骨膜も含めた上顎全摘術後の状態

C．頭蓋骨再建について

頭蓋骨を合併切除された際に，一期的に硬性再建を行うか否かは個々の症例により検討する必要がある．硬性再建材料として自家骨，チタンメッシュ，カスタムメイド人工骨が用いられているが，人工物を使用した場合，術後経過における感染や露出，直上の皮膚の菲薄化などの合併症に留意する必要がある．明らかに軟部組織の状態が悪い症例や放射線照射例では，無理な硬性再建を行うと合併症を生じやすい．このような症例では頭皮を血流のよい皮弁で置き換えるか，二期的な硬性再建を検討する必要がある．

D．移植床血管の選択について

遊離皮弁を用いた頭蓋底再建時の最短の移植床血管は浅側頭動静脈であり，通常第一選択となる．しかし，静脈が非常に細い場合や過去の手術の影響で使用できないこともあり，術前に造影 CT による確認が必須である．浅側頭動静脈が使用できない場合は，顔面動静脈など頸部血管を移植床血管とするが，皮弁の血管茎が届かないこともあるため静脈移植を準備しておく必要がある．

上顎再建

1．目的・目標

中顔面に位置する上顎・頬骨が悪性腫瘍などで切除された場合，欠損の範囲に応じて種々の問題を生じる．欠損が比較的小さい上顎部分切除では，適切な再建により機能，形態予後は比較的良好であるが，眼球摘出も含めた拡大上顎全摘術後の再建は，機能的にも形態的にも種々の問題が残る．ここでは，上顎癌で一般的に行われている眼窩下壁骨膜を含めた上顎全摘術の再建について，ポイントを述べてゆく．

2．上顎再建の考え方

まず，眼窩下壁骨膜を含めた上顎全摘術後の欠損を示す(図 2)．上顎骨ならびに頬骨が切除され，眼窩内脂肪が脱出，硬口蓋の欠損を生じている．この状態では中顔面の著明な陥凹変形，眼球陥凹，鼻咽腔閉鎖不全をきたすため当然再建術が必要になるが，皮弁選択や一期的に硬性再建まで行うか否かなど，上顎再建に対する考えは様々である．しかし機能的な側面から考えると眼窩下壁と口蓋閉鎖は必ず行うべきであり，整容的な観点からは顔面骨の硬性再建を行うのが望ましい．

術前のプランニングにおいて，切除後の組織欠損量の把握や，眼窩下壁の再建に用いるチタンメッシュプレートの型取りなど，実際に 3 次元実体モデルを作成して手術シミュレーションを行うことは重要である(図 3)．

実際の上顎再建における一般的な手順を図 4 に示す．この図でもわかるように上顎再建ではやるべきことが多いため，あらかじめ計画した手順通りに手際よく手術を進めていく必要がある．

術後は，移植組織の経時的な変化とそれに伴った顔面形態の変形を生じる．したがって，移植組織の変化が落ち着いた時点(およそ術後 6 か月以降)で必要に応じて，修正術を検討する．

3．手　技
A．顔面皮膚切開について

上顎全摘術のアプローチ法として Weber Ferguson 切開が一般的に用いられているが，本切開において，睫毛直下を切開する場合と下眼瞼を切開する場合がある．自験例において，睫毛直下を切開した症例で，移植組織が経時的に下垂し，そ

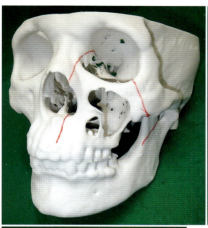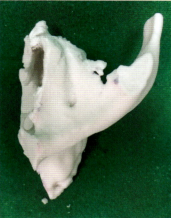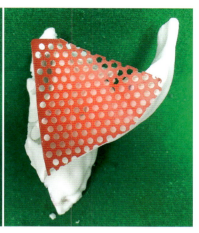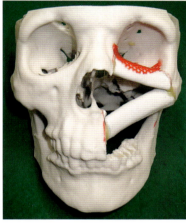

図 3.
モデルサージャリー
 a：切除範囲
 b：眼窩下壁の切断面
 c：チタンメッシュプレートの型取り
 d：骨の配置をシミュレーション

図 4. 上顎再建における手術の流れ

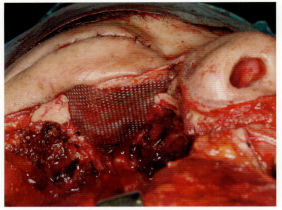

図 5. 眼窩下壁の補強
チタンメッシュプレートを 38 ゲージワイヤーで固定

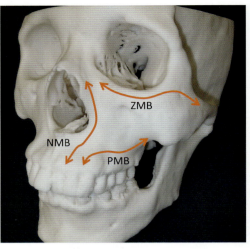

図 6. 上顎の 3 つの buttress
ZMB：眼窩下縁〜前頭骨頬骨突起〜頬骨弓
PMB：上顎骨歯槽突起〜蝶形骨翼状突起
NMB：上顎骨前頭突起〜梨状孔外縁〜上顎骨歯槽突起

れに伴い生じた下眼瞼外反を数例経験した．したがって，現在は睫毛下切開ではなく，眼窩下壁の高さでの下眼瞼切開を行っている．下眼瞼切開では，切開部から瞼縁までの間に軟部組織が介在するため，たとえ術後に下眼瞼変形をきたした場合でも修正は比較的容易である．

　B．皮弁の選択について

　上顎全摘後の再建に用いる皮弁は種々の報告がなされており，軟部組織単独によるもの，軟部組織と遊離自家骨を組み合わせた方法，血管付き遊離骨皮弁など様々である．硬性再建に関しては手術侵襲の観点から一期的に行っていない施設もあるが，当科では，
① 移植組織の下垂予防
② 眼窩下壁チタンメッシュプレートの変位予防
③ よりよい顔面輪郭の再現
を意図して血管柄付き遊離骨皮弁での再建を積極的に行っている．

　腹直筋皮弁など，軟部組織のみで再建を行う場合は手術時間も比較的短く低侵襲ではあるが，術後の陥凹変形や皮弁が口腔内へ下垂しやすいなどの問題もある．

　一方，軟部組織と人工物の組み合わせは，軟部組織単独の問題を解消しつつ低侵襲で硬性再建も可能となるが，人工物がしっかりと軟部組織で被覆されていないと感染を生じる．また，術後放射線治療を控えている症例では，放射線照射に伴い皮膚が菲薄化し露出する可能性があるため，慎重に適応を判断する必要がある．

　C．眼窩下壁の再建について

　眼窩下壁の骨膜が合併切除された場合，眼窩内容が逸脱するために著明な眼球陥凹を生じる．これを回避する目的で眼窩下壁の再建を行う必要があるが，補強材料として遊離腸骨や遊離筋膜，チタンメッシュプレート，血管付き遊離骨移植などが用いられている．

　下壁の再建材料の違いによる合併症頻度に有意差はないとの報告[3]があるが，当科では筋膜を用いた症例において，術後に筋膜のゆるみをきたし経時的に眼球陥凹が進行し，整容面で問題をきたした症例を経験した．それを踏まえ，現在は手技の容易さも考慮し，全例で 0.2 mm のチタンメッシュプレートで眼窩下壁の補強を行っている．再建に用いるチタンメッシュプレートの大きさは，あらかじめ術前のモデルサージャリーの時に下壁の切除範囲を基に決めており（図 3），術中は逸脱した眼窩脂肪を愛護的に完納しながらプレートを固定している．プレート固定は，残存している欠損部周囲の眼窩壁に 3〜4 か所小孔を開け，眼窩内に inlay でプレートを挿入，38 ゲージワイヤーで固定している（図 5）．

D．硬性再建について

　上顎の骨性輪郭は，zygomaticomaxillary buttress（ZMB），pterygomaxillary buttress（PMB），nasomaxillary buttress（NMB）の 3 つの buttress からなる（図 6）．ZMB は眼窩下壁の支持と下眼瞼形態の維持，PMB は頬部形態の維持，NMB は鼻翼形態の維持に寄与している．上顎再建において硬性再建を行う場合は，これら 3 つの buttress を可能な限り再建することが望ましい[4]が，欠損の大きさや移植皮弁の厚み，移植骨の取り回しなどにより 3 buttress の再建が難しいことがある．その場合は術後機能，整容面を考慮すると，2 buttress 再建なら ZMB と PMB を，1 buttress なら眼窩下壁をしっかりチタンメッシュプレートで補強し，PMB を再建するのがよいと考える．頬骨弓まで切除が及ぶような症例では，移植骨で頬骨弓再建し，本来の頬骨隆起の高さを再現しなければ，よりよい形態は得られない．

E．口蓋再建について

　皮弁での口蓋再建は，術後の鼻咽腔閉鎖機能と上口唇形態を左右するため，欠損の範囲を十分把握し皮弁を縫い付ける必要がある．具体的には，軟口蓋の切除範囲が広い場合，術後経過で移植皮弁が多少縮み鼻咽腔閉鎖不全をきたす可能性があるため，少し大きめの皮弁を移植する．また，口唇粘膜と皮弁を縫合する際は，皮弁の前後長（軟口蓋断端から口唇までの距離）が短いと上口唇が口腔側へ引き込まれるため，十分な前後長を確保し縫い付けることが重要である（図 7）．

F．鼻腔の再建について

　鼻腔の再建に関しては，再建上顎洞内に皮弁移植や植皮を行い，皮膚成分で鼻腔の裏打ちを行う方法と，筋体や脂肪織の充填のみで raw surface のまま粘膜上皮化を図る方法がある．皮膚成分で再建を行った場合，創傷治癒の観点からは術後比較的早い段階で創部の安定化が得られるが，鼻腔内に角質の貯留を生じるため，術後は定期的な角質ケアが必要となる．一方，鼻腔内を raw surface とした場合，粘膜上皮化するまでに浸出液の

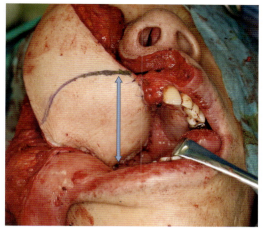

図 7．口蓋部皮弁
軟口蓋断端から口唇までの距離（矢印）を十分とる．

流出が術後約 2～3 か月持続するが，一旦粘膜上皮化が完了するとケアの必要はない．鼻呼吸はいずれの方法でも可能である．手術手技的には皮膚成分で再建を行う方が煩雑である．

G．移植床血管の選択について

　上顎再建で使用する移植床血管は，頸部では顔面動脈や上甲状腺動脈，内頸静脈や外頸静脈を選択する．血管茎を上顎から下顎裏面のトンネルを経て頸部へ移動する場合，皮弁血管長は約 10 cm 必要となる．したがって，使用する皮弁によっては静脈移植を準備しておく．その他，浅側頭動静脈も有用な移植床血管であるが，当科では皮弁救済手術や 2 期的修正術の際の使用を考慮し，初回再建時は使用せず温存している．

4．術後の諸問題について

　上顎再建は一度の再建手術で完結することは稀であり，よりよい形態を獲得するためには術後に生じる種々の問題に対応していく必要がある．

A．移植組織の経時的変化

　術後の移植組織の経時的変化は使用する皮弁で様々であるが，硬性再建を行わない場合は移植組織が下垂を生じ，それに伴い口腔内へ皮弁が突出したり，下眼瞼の下垂や外反を生じたりしやすい．一方，硬性再建を行った場合は，硬組織で皮弁が支持されるため，皮弁の下垂は比較的生じにくい．また，上顎癌治療では，しばしば術前または術

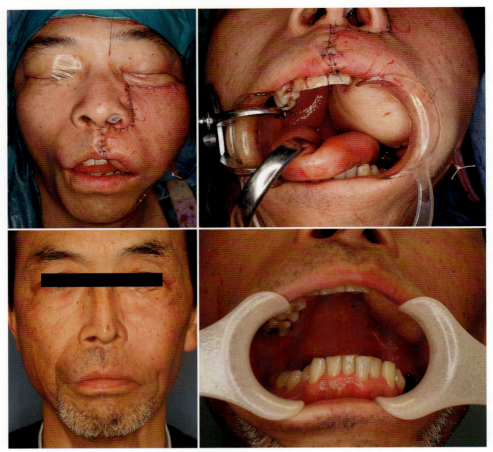

図 8. 術後経過における移植組織のボリューム変化(肋骨付き前鋸筋―広背筋皮弁で再建)
　　a：手術終了時の正面像
　　b：手術終了時の口腔内所見(再建口蓋は下に凸)
　　c：術後 6 か月の正面像
　　d：術後 6 か月の口腔内所見(再建口蓋は上に凸)

後に放射線治療が行われ，その影響も術後形態に影響を及ぼす．放射線照射に対する照射部位の影響はこれまで多くの報告がなされているが，特に問題となるのは組織の瘢痕化と菲薄化に伴う再建部周囲の陥凹変形や硬組織の露出，翼突筋周囲の瘢痕拘縮による開口障害が挙げられる．筋皮弁を再建に用いた場合は，術後に筋体のボリュームが移植時の 30％程度に減少するとの報告[5]もあるため，再建時にはボリューム減少を見越して，十分な組織量を移植する(図 8)．また，術後経過において，経時的な開口量を測定し，開口障害を生じるようであれば速やかに開口訓練を指導する．

B．人工物に対する問題

上顎再建では，眼窩下壁を補強するチタンメッシュプレートや骨固定に用いるチタンプレート，人工骨を用いることもある．これら人工物は感染をきたすと摘出を余儀なくされるため，血流の豊富な軟部組織でしっかり被覆することが重要である．当科では眼窩下壁に限りチタンメッシュプレートを使用しているが，眼窩縁を越えるような広範囲のチタンメッシュプレートの使用は感染のリスクが上がるとの報告[6]もあり，人工物の広範囲の使用は避けた方がよいと考える．自験例(鼻腔は皮膚で裏打ちを行わず raw surface のままとする)において，術後に移植組織の萎縮により鼻腔内にチタンメッシュプレートやチタンプレートの露出を経験した症例が数例あるが，鼻腔へ浸出液のドレナージが図られていれば，摘出に至った

症例はない．

C．二次修正について

先に述べた通り，移植組織の経時的な変化に伴い頬部陥凹変形や下眼瞼外反など顔面形態に変化を生じる．したがって，術後6～12か月経過し，移植組織の変化が落ち着いた時点で二次修正を行うことが多い．

まとめ

頭蓋底・上顎再建の基本的事項について説明した．頭蓋底手術や上顎全摘術は手術侵襲も大きいため，個々の症例で患者のperformance statusや生命予後，さらには患者自身の希望などを関連する各科で十分検討の上，最適と思われる再建法を選択する必要があると考える．

参考文献

1) 矢野智之，岡崎　睦：悪性腫瘍切除後の頭頸部再建のコツ　頭蓋底手術における再建手術．PEPARS．60：1-8，2011．
   Summary　頭蓋底再建における欠損分類とそれに対応したアルゴリズムを提唱．

2) Tachibana, E., et al.：Evaluation of the healing process after dural reconstruction achieved using a free fascial graft. J Neurosurg. 96：280-286, 2002.
   Summary　硬膜欠損部に遊離筋膜移植を行い，その治癒過程を動物実験で検証した．

3) Hanasono, M., et al.：A comprehensive algorithm for oncologic maxillary reconstruction. Plast Reconstr Surg. 131(1)：47-60, 2013.
   Summary　246例の上顎再建に対する詳細な検討と，それを基に欠損に対する再建のアルゴリズムを提唱．

4) Yamamoto, Y., et al.：Role of buttress reconstruction in zygomaticomaxillary skeletal defects. Plast Reconstr Surg. 101：943-950, 1998.
   Summary　上顎再建におけるbuttress再建の必要性を提唱．

5) Yamaguchi, K., et al.：Quantitative analysis of free flap volume changes in head and neck reconstruction. Head Neck. 34：1403-1407, 2012.
   Summary　頭頸部再建における遊離皮弁移植において，移植筋肉と脂肪組織の経時的変化を検討した．

6) 大島　梓，櫻庭　実ほか：上顎全摘術後にチタンメッシュを用いて眼窩底再建を行った25例の検討．頭頸部癌．40(1)：114-119，2014．

好評書籍

医療・看護・介護で **役立つ嚥下治療エッセンスノート**

完全側臥位などの手法を、イラストや写真で解説！

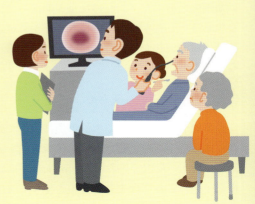

編著 **福村直毅** 社会医療法人健和会健和会病院,
健和会総合リハビリテーションセンター長

A5判　全202頁　定価3,300円＋税　2015年11月発行

嚥下障害治療に医師、看護・介護、歯科、言語聴覚士、栄養科など様々な視点からアプローチ！

超高齢社会を迎え、医療・看護・介護の現場で今後ますます必要とされる嚥下治療。本書は、嚥下障害の定義、咽頭・喉頭の構造、誤嚥のメカニズムなどの医学的な基礎を踏まえ、実際の検査や治療、日々のケアまで具体的に解説しました。食事介助、歯科診療、嚥下訓練、栄養管理など、各職種の専門性を活かしたチーム医療を進めるうえで知っておきたい知識も満載。
嚥下治療に関わるすべての方々のための実践書です。

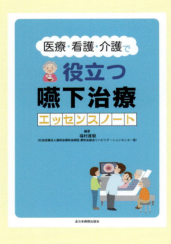

CONTENTS

Chapter 0　嚥下診断入門チャート
症状からおおよその原因と対策を導く

Chapter I　疫学
1. 嚥下障害の定義
2. 肺炎
3. 食物による窒息
4. 低栄養
5. 診療報酬・介護報酬

Chapter II　解剖
1. 咽頭・喉頭の立体構造
2. 弁

Chapter III　診断
1. 誤嚥のメカニズム
2. 治療方針の選択
3. 食道
4. 喉頭
5. 咽頭
6. 口腔
7. 姿勢
8. 頭頸部
9. 嚥下機能評価手順「福村モデル」
10. 認知機能
11. 嚥下造影検査
12. 嚥下内視鏡検査

Chapter IV　治療
1. 栄養療法
2. 呼吸理学療法
3. 栄養ルートの選択
4. 嚥下機能改善術
5. 誤嚥防止術
6. 薬物の影響

Chapter V　チームとシステム
1. 治療理念の統一
2. 役割とチーム構成
3. 職種と主な仕事
4. スクリーニング・アセスメント
5. 急性期
6. 回復期
7. 生活期

Chapter VI　多職種からのアプローチ
1. 接遇
2. 介助の基礎
3. IOE法（間歇的口腔食道経管栄養法）
4. 持続唾液誤嚥の軽減
5. 嚥下関連トレーニングの基礎
6. 間接的嚥下訓練の工夫
7. バルーン訓練
8. 口腔ケア
9. 咀嚼能力の判定
10. 義歯管理
11. 脳卒中リハビリテーション病棟での栄養管理

全日本病院出版会
〒113-0033　東京都文京区本郷3-16-4　Tel:03-5689-5989
http://www.zenniti.com　Fax:03-5689-8030

お求めはお近くの書店または弊社ホームページまで！

◆特集／イチから学ぶ！頭頸部再建の基本

舌・下顎・中咽頭再建の基本

寺尾保信[*1] 藤井海和子[*2] 谷口浩一郎[*3]

Key Words：舌再建(tongue reconstruction)，下顎再建(mandibular reconstruction)，中咽頭再建(oropharyngeal reconstruction)，遊離皮弁(free flap)，嚥下機能(swallowing function)

Abstract この領域の再建では，個々の欠損に対して術後の目標を設定し，そのために必要な再建方法を決定する．舌再建では，食塊の口腔保持，撹拌，咽頭への移動，嚥下圧による蠕動運動などの嚥下機能と，再建舌と口蓋の接触による構音機能の獲得を目指す．単に皮弁を移植するだけでなく，咽頭部の縫縮や残存筋との連動により，機能的な再建を目指す．下顎再建では，残存咬合の維持，新しい咬合の作成，十分な開口，顔貌の対称性などの目的達成に必要な再建材料を各種骨皮弁や下顎再建プレートから選択する．術後の咀嚼筋の不均衡などから生じるプレートの破損や下顎頭の脱臼なども考慮しなければならない．中咽頭再建では，鼻咽腔閉鎖と嚥下圧の発生を目的に，皮弁移植と咽頭壁の縫縮や咽頭弁，Gehanno法を併用する．術後機能は再建だけでなく，摂食補助床や顎補綴などの装置の利用も考慮する．

はじめに

この領域の再建では，摂食嚥下機能と構音機能および顔貌の再建を目的とする．

摂食嚥下とは，口腔内保持，咀嚼撹拌，送り込みといった一連の運動を言う．そのためには，口唇閉鎖，咬合の維持・獲得，舌運動，鼻咽腔閉鎖，嚥下圧の発生などが必要になる．

構音機能とは，声帯を通過した気流を口腔や鼻腔で共鳴させ，口腔内や口唇などの調音点で遮断することで言葉を作る機能である．そのためには，舌の口蓋や上顎歯茎への接触，鼻咽腔閉鎖，口唇閉鎖などが必要となる．

これらの機能は全て繋がっており，また機能が再建されていても顔貌に変形を残しては，社会生活の中でその機能を十分発揮することができな

い．ここでは舌再建，下顎再建，中咽頭再建に分けて述べるが，口腔内全体の総合的な再建と評価が必要となる．

舌再建

1．舌半側切除

舌半側切除以下の欠損では，健側の外舌筋と内舌筋がすべて残るため，舌尖の挺出，挙上および舌の側方への運動は概ね維持される．

限局した欠損の再建では，縫縮，人工真皮，局所粘膜弁などが有効であるが，1/3以上の欠損に対しては遊離皮弁で十分な組織を移植することで良好な機能が得られる．

半側切除に対する再建では，正常に近い嚥下と構音の獲得を目標とする．残存舌を正しい位置に維持するために口腔底の欠損に組織を充填し，十分な面積の皮弁で舌断端面を被覆する．皮弁は薄くしなやかで無毛であることが求められ，前腕皮弁，深下腹壁動脈穿通枝皮弁，前外側大腿皮弁，鼠径皮弁などが選択肢となる．前腕皮弁は初心者にも扱い易く，この範囲の再建のスタンダードで

[*1] Yasunobu TERAO，〒113-8677 東京都文京区本駒込 3-18-22 がん・感染症センター都立駒込病院形成再建外科，部長
[*2] Miwako FUJII，同，医員
[*3] Koichiro TANIGUCHI，同，医員

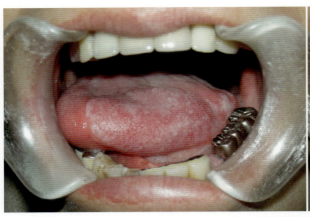
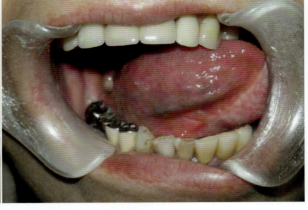

図 1. 67歳，女性．舌癌．左半側切除．前腕皮弁で再建
術後 1 年 3 か月の所見．舌尖の良好な運動がみられ，普通食を摂取

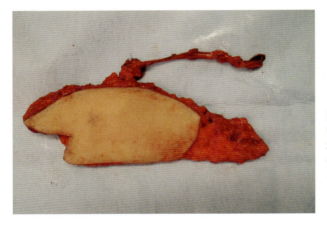

図 2.
舌半切のデザイン（深下腹壁動脈穿通枝皮弁）
舌尖と口腔底を分ける（左側）．口腔底の死腔には皮弁を脱上皮して充填する（右側）．

ある（図 1）．採取部が露出部であり植皮を要することが欠点として挙げられるが，若年女性など一部の患者を除き，この皮弁の優位性は高い．

皮弁のデザインでは，瘢痕拘縮による舌尖の運動障害を防ぐために，前後径を十分採り，口腔底に三角弁を挿入するとよい（図 2）．舌根部まで欠損が及ぶ場合は，過度の緊張がない限り咽頭壁と残舌を縫縮し，知覚のある粘膜のみで咽頭を再建する[1]．口腔底に死腔がある場合は，皮弁の脱上皮部分や筋肉を充填する．皮弁の口腔底側は舌側歯肉と縫合するが，粘膜が残らない場合は，歯牙を跨ぐようにマットレス縫合を行う．

2．舌亜全摘および全摘

この切除範囲の再建の目的は，嚥下においては口腔期での口腔内保持と，咽頭期での嚥下圧の発生であり，構音においては再建舌を口蓋に接触させて構音点を作ることである．したがって再建舌は隆起形状となるが，皮弁が口腔内に占拠すると咽頭への送り込みが妨げられる．したがって再建舌は形状とともに動きが重要になり，外舌筋や咽頭収縮筋の動きを皮弁に伝達させる必要がある（図 3）[2,3]．皮弁は腹直筋皮弁がスタンダードであるが，脂肪の厚さや皮膚の性状次第で，前外側大腿皮弁なども選択肢となる．

皮弁のデザインでは，検体の計測値より横径を若干大きめに採取して，再建舌が軟口に接するように隆起させる[4,5]．脂肪が厚い皮弁で大きく作りすぎると嚥下を妨げることになるので，適宜トリミングしながら組織量を調節するとよい．口狭部で口蓋舌筋や茎突舌筋の断端が確認できる場合は，これと皮弁の筋膜などを緊張下に縫合すると，より残存筋の動きが皮弁に伝わりやすくなる（図 4）[2,3]．中咽頭側壁が合併切除された場合に，側壁の形状を再建すると口腔保持が困難になり誤嚥の

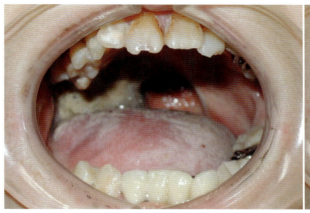
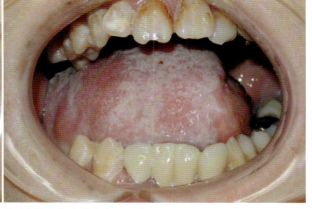

図 3. 37 歳，女性．舌癌．舌亜全摘，腹直筋皮弁で再建
術後 7 年の所見．再建舌の上下運動がみられ，普通食を摂取

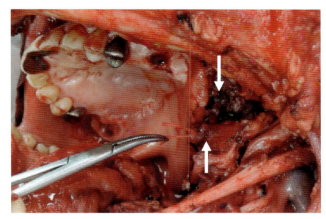

図 4.
舌全摘・亜全摘の再建の工夫
口狭部で口蓋舌筋(↓)と茎突舌筋(↑)
の断端を皮弁の筋膜と縫合する．

原因になる可能性がある．筆者は側壁の欠損から再建舌をスロープ状に繋げて，患側に食事や唾液が通らないようにしている[6]．

3．喉頭挙上に関して

喉頭挙上とは，舌骨や甲状軟骨を下顎骨の頤部に向かって非吸収糸で引き上げる手技である．これにより喉頭が前上方に移動し，喉頭蓋が倒れて喉頭防御の態勢になるとともに，咽頭腔が開いて食塊が通過し易くなる[7]．この手技は元来，麻痺性に喉頭が下垂した患者に対して誤嚥予防を目的として行われていたもので，後に舌広範囲切除に伴う喉頭の下垂に応用されるようになった．

しかし，今日では頸部郭清手術も限局的になり，茎突舌骨筋や顎二腹筋後腹などが温存され，喉頭挙上をしなくても喉頭が下垂せずに誤嚥なく嚥下ができる症例が報告されるようになった[2)3)]．喉頭挙上は喉頭を強制的に牽引固定することで，誤嚥を予防することはできるが，嚥下を改善するものではない．この手技の適応は見直されるべきと思われる．

下顎再建

下顎再建の目的は，残存咬合域と残存咀嚼力の維持，十分な開口，新たな咬合の形成，そして顔貌の再現である．再建方法には遊離皮弁のみ（軟部組織再建），下顎再建プレート＋遊離筋皮弁，遊離骨皮弁があり，これらの適応は再建の目的で判断し，患者の状況によっては手術の侵襲性なども加味する．

1．軟部組織再建

下顎骨の欠損部に軟部組織を充填し，口腔内を皮島で再建する方法で，腹直筋皮弁，前外側大腿皮弁，有茎大胸筋皮弁などが用いられる．側方区域切除や下顎枝切除では，咬合域が広範囲に残り，

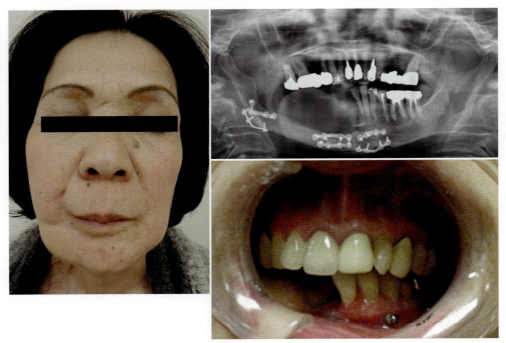

図 5. 66 歳, 女性
下顎歯肉癌, 下顎区域切除, 舌半切, 下顎部皮膚切除, 腓骨皮弁(下顎と舌)と腹直筋皮弁(皮膚と軟部組織)で再建
術後 5 年の所見. 開口 36 mm, 咬合力 215 N, 顎関節の脱臼なし, 普通食(補綴なし)を摂取し, 顔貌も良好

舌骨上筋と健側の咀嚼筋群が温存されるため, 下顎骨の連続性を再建しなくても咬合は比較的維持される[8)9)]. しかし, 連続性が失われることで咬合力は低下し, 健側の顎関節の負担が増える. また欠損範囲によっては顔貌の変形を残しやすい. したがって, 何らかの理由で骨皮弁や下顎再建プレートが使用できない症例や下顎頭を含めた下顎枝中心の欠損などが適応となる.

2．下顎再建プレート

下顎欠損部をチタン製のプレートで再建するもので, 腹直筋皮弁や有茎大胸筋皮弁などを併用して, プレートの周囲を筋肉で覆い, 口腔内を皮島で再建する. 手技が簡便であることが利点であるが, 義歯やインプラントは使用できない. 咬合域や咀嚼筋が広く残る症例では, 強い咬合力によりプレートの破損や緩み, 咬合のずれが危惧される[10)]. 咀嚼筋の切除や舌の合併切除により咀嚼の機会が少ない症例が適応となるが, 強く噛める症例に用いた場合は, 強く噛まない指導が必要となる.

3．遊離骨皮弁移植

全ての再建の目的を長期的に達成できる手技である. 腓骨皮弁, 肩甲骨皮弁が一般的だが, 良性腫瘍など口腔内の粘膜欠損が少ない症例では腸骨皮弁も選択肢となる[9)11)12)]. 腓骨皮弁は切除と同時進行で長い骨が採取でき, 下顎再建のスタンダードと言えるが, 皮弁の組織量が少ない. 欠損の状況によっては他皮弁の合併移植が必要になる(図 5)[11)].

広範囲の欠損では移植骨の骨切りが必要となるが, 顔貌再建のためには下顎下縁の大きなアーチの再建が, 咬合の再建では歯槽部の小さなアーチの再建が必要となる. 腓骨を二段重ねにして両方再建する方法もあるが(図 6), 咬合面の小さなアーチを再建して顔貌は軟部組織を充填してもよい(図 7).

昨今は, モデルサージャリーの技術が発達して, 下顎下縁に合わせた形態を再現することが容易になってきたが, 咬合の維持という下顎再建の最大の目的を見失ってはならない.

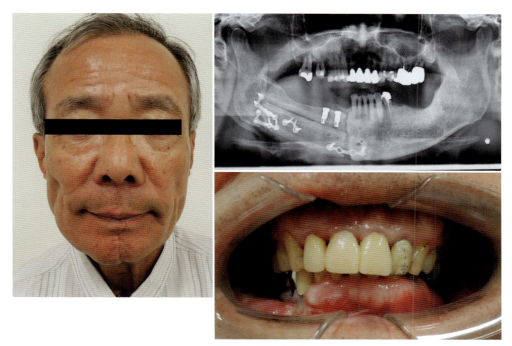

図 6. 67 歳，男性
下顎歯肉癌，下顎区域切除，腓骨皮弁で再建
術後 2 年の所見．開口 51 mm，咬合力 189 N，顎関節の脱臼なし，インプラントを使用して普通食を摂取

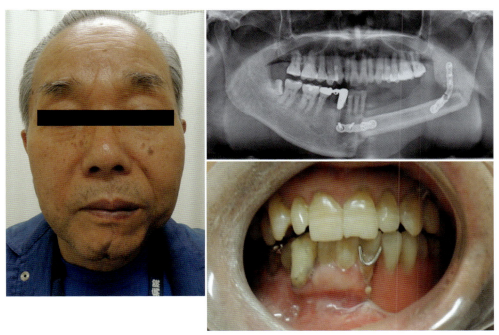

図 7. 73 歳，男性
下顎歯肉癌，下顎区域切除，腓骨皮弁で再建（上顎の歯列に合わせた小さなアーチを再建し，顔貌は軟部組織を充填）
術後 1 年の所見．開口 37 mm，咬合力 292 N，顎関節の脱臼なし，良好な位置に顎義歯を装着し，普通食を摂取する．

4. 咀嚼筋の切除と顎関節機能

咬筋や内側翼突筋，側頭筋は非常に強い収縮力を持ち，これらの筋の片側切除によるバランスの不均衡は再建下顎に強いストレスをもたらす．下顎再建プレートの破損や緩み，移植骨の固定プレートの破損や接合面のずれは，長期的に防ぐことは困難とも言える．また，骨頭下で切断される症例では，開口により前方滑走すると，前方脱臼位のまま関節窩に戻らないことも多い．術前通りの顔貌が再現できても脱臼により咬合がずれては，再建の目的が達成できない．咬合の維持と十分な開口が下顎再建の必要条件であることを忘れてはならない．

5. 義歯，インプラント

残存歯を利用した（顎）義歯でも咀嚼機能が向上することもある．必要に応じて顎堤形態を二次的に再建する（図7）．

移植骨にインプラントを埋入することは可能であるが，長期的な報告は少ない．健側に咬合域が残っていれば，インプラント側では咀嚼せず，また舌などの合併切除を伴うとインプラントを埋入しても咀嚼が困難になる．しかし，インプラントには整容性や残存咬合域の保護，食塊形成の補助などの役割もある（図6）．適応に関しては検討すべき問題が山積し，今後の研究に期待したい．

中咽頭再建

中咽頭は嚥下や構音の重要な機能を有する．鼻咽腔の閉鎖により食物や空気の鼻腔への流入を防ぎ，舌根は咽頭壁とともに嚥下圧を発生して食塊の食道への送り込みを行う．中咽頭の再建ではこれらの機能の再建を目的とする．

欠損が片側の側壁に限局する場合は，粘膜欠損の被覆目的で前腕皮弁や前外側大腿皮弁など薄くしなやかな皮弁を選択する．口狭が広がらないよう，皮島面積はやや小さめがよい．

側壁から上壁（軟口蓋）の全層欠損に対しては，鼻咽腔閉鎖不全を予防するために中咽頭後壁と軟口蓋の鼻腔側の粘膜断端同士を縫合する Gehanno 法で鼻咽腔形成を行い，その上に遊離皮弁を縫着する[13]．この場合も皮弁のボリュームはさほど必要なく，前外側大腿皮弁や前腕皮弁，深下腹壁動脈穿通枝皮弁などが適応となる．

側壁とともに舌根が合併切除される場合には，口狭部を狭める目的で舌根側は縫縮し，比較的厚みのある皮弁で被覆することで嚥下圧を発生させやすい形状に再建する．

中咽頭上壁（軟口蓋）の欠損では，前外側大腿皮弁や前腕皮弁などの薄い皮弁に咽頭弁を併用して鼻咽腔閉鎖機能を再建する．

まとめ

再建手術において，組織移植は手段であって目的ではない．個々の欠損に対して再建の目的を明確にし，それを達成できるプランを立てなければならない．そのためには，患者の術前の機能，希望，社会的背景（同居家族の有無，仕事，趣味など）を知る必要がある．術前に患者とともに目標を設定することが，患者の不安を取り除き，治療へのモチベーションに繋がることになる．

参考文献

1) 中川雅裕ほか：舌癌切除後の欠損範囲と再建法の選択．形成外科．55：5-14, 2012.
2) 寺尾保信ほか：舌全摘・亜全摘後の再建舌の運動と嚥下機能の検討．口腔腫瘍．27：113-118, 2015.
3) 寺尾保信ほか：嚥下造影による舌全摘・亜全摘症例の嚥下機能の検討．頭頸部癌．39：1-8, 2013.
4) Haughey, B. H., et al.：Tongue reconstruction；Concepts and practice. Laryngoscope. 103：1132-1141, 1993.
5) Kimata, Y., et al.：Analysis of the relations between the shape of the reconstructed tongue and postoperative functions after subtotal or total glossectomy. Laryngoscope. 113：905-909, 2003.
6) 寺尾保信ほか：舌根部の再建形態に関する検討．頭頸部癌．38：90-95, 2012.
7) 兵藤伊久夫ほか：【悪性腫瘍切除後の頭頸部再建のコツ】舌亜全摘・全摘後の再建．PEPARS. 60：39-44, 2011.

8) 中川雅裕ほか：下顎骨切除後の硬性再建を行わない遊離皮弁単独再建．頭頸部癌．**34**：482-487, 2008.
9) 櫻庭　実ほか．【下顎再建―下顎再建の方法】選択と問題点．日マイクロ会誌．**20**：287-292, 2007.
10) 寺尾保信ほか：腓骨皮弁による下顎再建―残存機能と再建の目的―．頭頸部癌．**34**：398-405, 2008.
11) 寺尾保信ほか：口腔内と下顎の再建．耳鼻咽喉科展望．**54**：216-227, 2011.
12) Sarukawa, S., et al.：Bare bone graft with vascularised iliac crest for mandibular reconstruction. J Craniomaxillofac Surg. **40**：61-66, 2011.
13) 宮本慎平ほか：【悪性腫瘍切除後の頭頸部再建のコツ】中咽頭上側壁切除における再建．PEPARS. **60**：24-30, 2011.

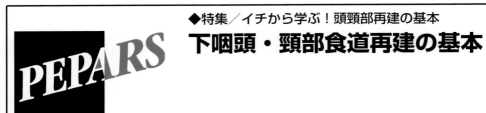

◆特集／イチから学ぶ！頭頸部再建の基本

下咽頭・頸部食道再建の基本

石田　勝大*

Key Words: 下咽頭(hypopharynx), 食道(esophagus), Gambee 縫合(Gambee suture), 自動吻合(automatic anastomosis), 縫合法(suture techniques)

Abstract　下咽頭，食道再建は喉頭温存の可否で手術法が異なる．同部位は人の QOL に関与する重要部位で，嚥下，音声の機能面を考慮し再建計画を立てる必要がある．基本的には粘膜欠損の再建で，特殊な再建手技として知覚再建も報告があるが，どのように嚥下に優位に働いているかの証明はされていないので，標準的な再建方法とは言えない．基本的な手術手技として重要なことは，腸管の吻合方法，粘膜縫合方法を習得することである．その手技は様々あるが，特に縫合法の中でも Gambee 法は簡便であり有用な方法である．また腸管器械吻合法は外科領域では積極的に行われており，どの施設が施行しても一定の成績が得られる面では有用な方法である．近年ボイスプロテーゼによる音声再建が盛んに行われているので，今後音声の質を考慮した再建方法に変わる可能性がある．

はじめに

下咽頭，頸部食道再建には喉頭も含めた幅広い解剖学的知識が必要である．同部位は人の QOL に関与する重要な部位で，嚥下，音声などの機能を考慮し再建計画を立てる必要がある．基本的には咽頭，喉頭の粘膜欠損の再建である．不適切な再建により，重篤な周術期合併症や機能障害を引き起こす部位でもあり，基本的な知識と手技の習得が必須である．本稿は下咽頭癌を中心に代表的な 2 つの再建術式を紹介する．

下咽頭，頸部食道切除

1．喉頭非温存，下咽頭全周性欠損(咽喉食摘：以下，TPLE)

TPLE 後の再建方法として遊離空腸は日本で最も行われている再建術式である．頸部の周術期合併症が他の再建方法より少ないことが第 1 選択となっている理由である[1]．

A．術前評価

内視鏡所見，CT 画像検査などで切除範囲を決定している．

特に腫瘍が中咽頭，上咽頭近傍領域に浸潤すると，切除範囲が頭側に拡大し，場合により鼻咽腔閉鎖不全を予防するため粘膜弁を追加する必要がある．食道欠損が Th 2 レベルより肛門側に及ぶ時は，頸部操作より腸管吻合が不可能な場合もあるので，食道を抜去し遊離空腸＋胃管再建もしくは延長胃管再建を考慮する[2]．腫瘍が皮膚に浸潤している場合は，遊離空腸と併用して皮膚欠損を再建する必要がある．術前に化学療法併用放射線治療を行っている場合は周術期合併症が高いので注意を要する[3]．

B．手術手技(遊離空腸再建の場合)

1) 遊離空腸採取

開腹もしくは腹腔鏡下で採取する．第 2 もしくは 3 空腸動静脈を茎にして約 20〜30 cm の腸管採取が標準的である．空腸採取時は口側もしくは肛門側どちらかにマーキングを行っておく．遊離

---

* Katsuhiro ISHIDA, 〒105-8471　東京都港区西新橋 3-19-18　東京慈恵会医科大学形成外科，講師

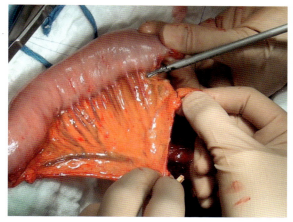

図 1. エナジーデバイスを使用して腸間膜の処理

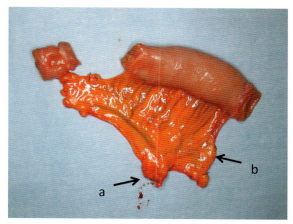

図 2. トリミング後の空腸（a：第 2 空腸動静脈，b：空腸弓動静脈）

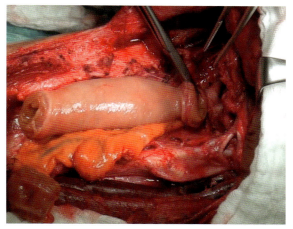

図 3. 咽頭空腸吻合の実際．後壁から縫合を始めている．

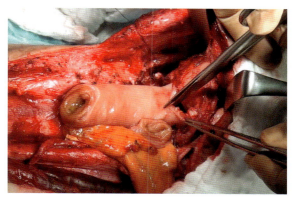

図 4. 口径差の調節目的で空腸前面に縦方向の切開を約 5 cm 入れている．

空腸採取後，小腸吻合を行い閉腹する．遊離空腸採取は腸閉塞などの腹部合併症が長期に起こる可能性がある．遊離空腸採取は腹部外科領域の手技としては簡単であるが，後々の腹部合併症や speciality を問われる社会的背景を考慮すれば，腹部外科医が行うべきである．

2）空腸のトリミング

採取した空腸を欠損部位に応じてトリミングする．標準的な TPLE 切除範囲の場合，実際使用する腸管は約 12 cm 前後である．腸間膜は温存し，余剰腸管を切除する．腸管を栄養する腸間膜の細動静脈は結紮切離，もしくは Ligasure（Covidien 社）などのエナジーデバイスで止血する（図 1）．同時にモニターに利用する腸管も作成する（図 2）．

3）咽頭，空腸吻合

腸管吻合方法は代表的に ① 手縫い法と ② 器械吻合法がある．吻合の順番は口側，肛門側どちらからでもよい．通過障害予防のため各吻合は端々吻合を行い，空腸にある程度緊張をかけた方がよい[4]．

a）咽頭空腸吻合

まず後壁より縫合を開始し，側壁，前壁の順番に縫合を行っている（図 3）．咽頭周径と空腸周径は口径差が発生する場合が多いので，空腸前壁に縦方向の補助切開を約 5 cm 前後入れて口径差を調節しつつ吻合を行っている（図 4）．

b）頸部食道空腸吻合

手縫い法の場合，吻合部狭窄予防のために，頸

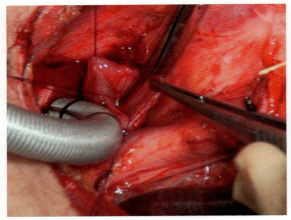

図 5. 吻合部狭窄予防に頸部食道に約 1 cm の切開を入れてから空腸と吻合している.

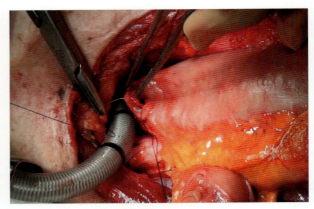

図 6. 最後に空腸前壁を縫合している.

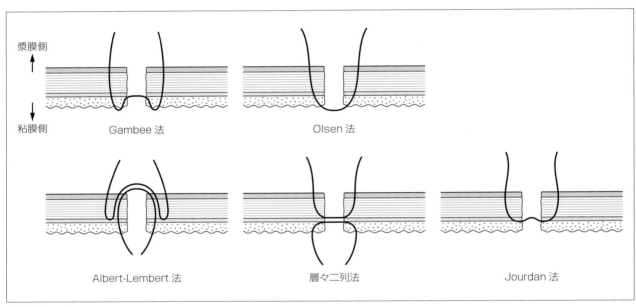

図 7. 腸管縫合法の実際

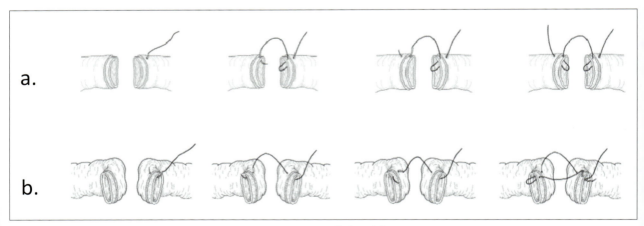

図 8. Gambee 縫合の実際
a：縫合の結紮面が漿膜側に出る縫合方法
b：縫合の結紮面が粘膜面に出る縫合方法

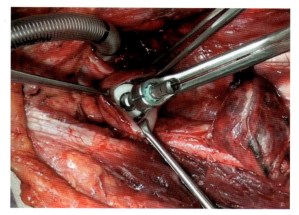

図 9. アンビルセンターロッドの挿入

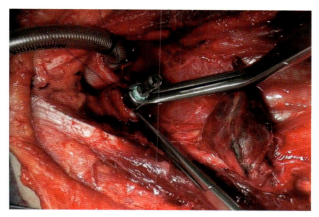

図 10. 頸部食道とのタバコ縫合

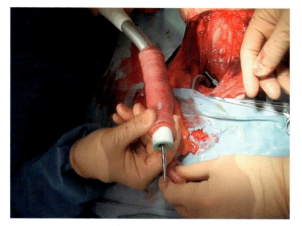

図 11. 空腸にステープル挿入

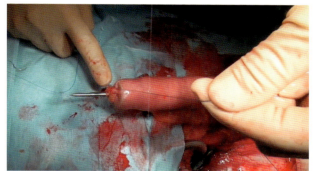

図 12. 空腸とのタバコ縫合

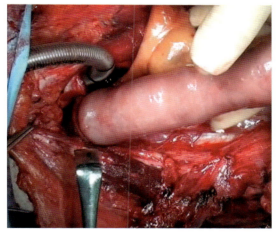

図 13. 器械吻合

部食道に縦方向の補助切開を約 1 cm 入れている(図5).まず側壁より縫合を開始し,後壁,前壁の順番に縫合を行っている(図6).

c) 手縫い法

針糸による腸管縫合法は様々あり,どの方法を行ってもよい(図7).我々は好んで 4-0 モノフィラメント吸収糸(4-0 PDS, Ethicon㈱)を使用してGambee 単一結紮縫合を行っている(図8).粘膜が漿膜面にはみ出ないように注意しながら縫合する.

d) 器械吻合法

特に肛門側の腸管吻合時に使用している.我々は EEA 21 mm サーキュラーステープラー(Covidien㈱)を使用し吻合術を行っている.アンビルセンターロッドをアンビル鉗子で把持し,頸部食道内腔に挿入する(図9).2-0 モノフィラメント糸(2-0 Prolene, Ethicon㈱)を使用して,タバコ縫合でアンビルセンターロッドと組織固定(図10).次に空腸内腔にステープルを挿入して(図11),再び 2-0 モノフィラメントを使用して空腸のタバコ縫合を行い(図12),空腸とセンターシャフトを組織固定する.その後アンビルセンターロッドとステープルのセンターシャフトを結合し(図13),器

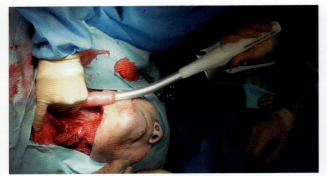

図 14. ステープルの抜去時
右手を腸管吻合部に添えて，緊張がかからないように丁寧に抜く．

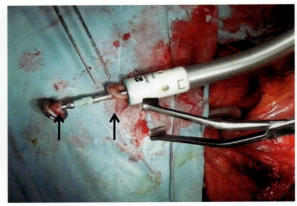

図 15. ステープル内に残された粘膜の確認（→部 2か所確認する）

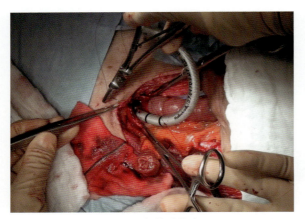

図 16. 気管孔作成

械吻合を行う．ステープル抜去時は吻合部が引っ張られないように丁寧に抜去する（図 14）．吻合後ステープル内に切除された粘膜がリング状になっているか確認する（図 15）．もし粘膜のリングが途切れている場合などは再吻合を行うか，漿膜面の補助縫合を行う．器械吻合法は手縫い法よりも狭窄発生率が高いという報告[5]もあるが，差がないとの報告もある[6]．

4）血管吻合

頸部の吻合血管選択は血管吻合部の配置，血管径の口径差，以前の手術による瘢痕など総合的に判断して選択する．動脈は上甲状腺動脈や頸横動脈など，静脈は内頸静脈や外頸静脈などを利用する場合が多い．虚血時間が 4 時間を越えると空腸粘膜が壊死するので，腸管吻合に時間を費やす場合は先に血管吻合を行う．空腸の血管は内膜解離が起こりやすいので，剪刀で血管を切離する場合などは注意する．空腸動静脈が何らかの理由で使用困難な場合は，空腸弓動脈なども利用するとよい（図 2）．

5）ドレーン挿入

陰圧閉鎖ドレーンを使用する方が望ましい．開放ドレーンでは頸部膿瘍発生率が有意に高いとの報告がある[6]．

6）永久気管孔の作成と閉創

できる限り大きな気管孔になるように，実際の気管孔より皮膚を多めにトリミングする．頸部皮膚と気管断端の縫合には 4-0 モノフィラメント吸収糸を使用し，皮膚断端で気管軟骨断端を露出させないために，皮膚を覆い被せるようにして縫合する（図 16）．

7）その他再建方法

遊離空腸以外の再建方法として，前外側大腿皮弁，前腕皮弁，大胸筋皮弁，血管柄付き遊離胃管などがある．どの再建材料が最も優れているかの最終的結論には今のところ至っていない[7]．

C．術後管理

1）ドレーンの抜去

我々は 72 時間前後で抜去している．長期ドレーン留置は感染を助長する可能性が指摘されている[8]．

2）モニター空腸の処理

数日間血流が問題ないことを確認後，モニター腸管を切離している．切離時にモニターを栄養している血管を結紮し確実に止血する．

表 1. 当院での下咽頭部分切除術の適応基準

1. 原発（T1～T4a）
   a：喉頭浸潤がない，もしくは喉頭浸潤があるも，一側声帯の温存が可能
   b：甲状軟骨浸潤は対側に及ばない
   c：上咽頭まで切除が至らない
   d：頸部食道の切除が 1/2 周性に及ばない

2. 頸部リンパ節転移（N0～N2c）
   a：N0，N1 症例
   b：N2b 症例でも頸部リンパ節転移が 3 個以下か節外浸潤なし
   c：PW 症例に限っては N2c も適応とする場合あり
   d：気管傍，ルビエール，鎖骨上部，副神経領域へのリンパ節転移がない

3. 患者要因
   a：Performance Status 0 or 1
   b：80 歳以下
   c：喉頭温存への強い意欲

3）咽頭食道透視検査

術後 7～14 日に透視下に造影剤を経口摂取し，縫合不全の有無を確認してから経口摂取を開始している．この検査は偽陰性がしばしばあるので，経口摂取許可後数日間は頸部の診察を行うように心がける．

4）喉頭摘出後の音声に関して

a）食道発声法

食道発声法による音声獲得率は空腸再建の場合，約 8％と極めて低く，質も悪いとされている．かなり長期の訓練を要する．

b）電気式人工喉頭

機械を頸部にあてて発声する方法で，使用方法は比較的簡単であるが抑揚がつきにくい．

c）気管食道瘻形成術

音声機能回復目的にボイスプロテーシスを用いた音声再建法である．欧米では空腸再建時と同時に作成する場合もあるが，我が国では二期的に作成するのが一般的である[9]．音声獲得率はよいが，毎日の自己洗浄や数か月に 1 回のボイスプロテーシス交換など，患者への管理指導が重要である．

2．喉頭温存，下咽頭部分切除

近年，下咽頭癌に対し積極的に喉頭温存手術が行われ良好な結果が報告されている．再建外科が関与する喉頭温存手術は外切開による下咽頭部分切除である．手術適応，再建方法を誤ると術後長期誤嚥で患者の QOL が著しく低下する．

A．術前評価

内視鏡所見，CT で原発，リンパ節の程度，全身状態で手術適応を決定している．当院での手術適応を表 1 に示す．再建材料は粘膜面切除のみであれば空腸，皮弁どちらでも構わないが，喉頭面に切除が及ぶ場合は咽頭喉頭の複雑な 3 次元構造を再現しやすい皮弁の方がよい．

B．手術手技（皮弁再建の場合）

1）切除範囲の把握

切除範囲をよく観察し，粘膜だけで一次縫縮可能かどうかの判断をする．機能面を考慮した一次縫縮可能な範囲は，それぞれの癌局在部位別では，梨状陥凹では患側の梨状陥凹から患側の披裂喉頭蓋ヒダ・喉頭蓋の患側外側までの切除，下咽頭後壁であれば同部から一側の梨状陥凹の内側もしくは欠損 2 cm 程度までと考えられている．しかし粘膜に過度の緊張がかかる場合や，縫合するために残存粘膜の広範囲剝離が必要な場合は，術後の縫合不全の可能性，瘢痕拘縮による嚥下機能障害を考えると潔く皮弁で再建した方がよい．それ以外は皮弁もしくは空腸で再建する．

2）皮弁のサイズ

標準的な下咽頭梨状陥凹癌部分切除では，下咽頭後壁 1/2，患側の梨状陥凹，披裂喉頭蓋ヒダ，喉頭蓋基部の切除で，皮弁のサイズは約 6×6 cm である．それ以上は各辺 1～2 cm 程度大きくデザインする（図 17，18）．

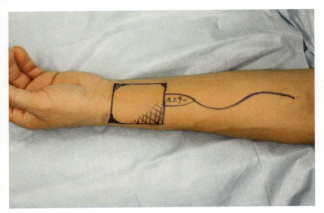

図 17. 皮弁のデザイン

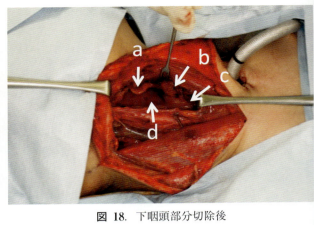

図 18. 下咽頭部分切除後
患側の梨状陥凹，後壁 1/2，喉頭披裂部と軟骨，披裂喉頭蓋ヒダが切除されている．
（a：喉頭蓋，b：喉頭披裂部，c：下咽頭輪状後部，d：下咽頭後壁）

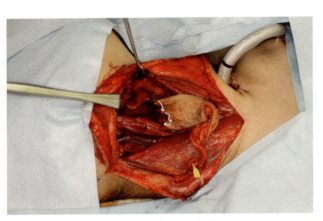

図 19. 皮弁の縫合順

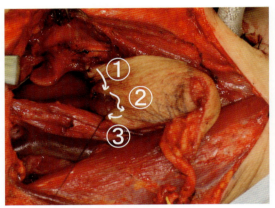

図 20. 図 19 縫合部の拡大図で ①→③ の順に縫合する

3）咽頭への皮弁縫合

ポイントは皮弁を咽頭粘膜に縫合する順序と，披裂部の縫合方法である．縫合方法はどの方法でもよい．皮弁との縫合は健側の披裂頂部，もしくは喉頭前庭部より開始する（図 19，20-①）．その後，喉頭，下咽頭の輪状後部，梨状陥凹から下咽頭後壁，舌根部の順に皮弁の縫着を行っていく（図 19，20-②，③）．披裂軟骨が残存していない場合は，披裂喉頭蓋ヒダの形成を行うため，皮弁の裏面より真皮層まで 3-0 モノフィラメントナイロン糸を通しておく．その後喉頭前方部分を縫合する（図 21〜24）．最後にナイロン糸を顎二腹筋の中間腱に通して結紮し皮弁を吊り上げる．

4）血管吻合

皮弁は血管茎が長く，自由度が高いので血管吻合のセッティングは容易である．動脈は上甲状腺動脈，頸横動脈を使用，静脈は内頸静脈，外頸静脈を使用する場合が多い（図 25）．

5）ドレーン挿入

ドレーンは吸引式を使用している（図 26）．

C．術後管理

下咽頭部分切除再建術後に特異的な留意点のみ記載する．

1）カニューレ管理

術後 10 日前後に咽頭ファイバーで観察し，粘膜の浮腫が引いていればスピーチカニューレに変

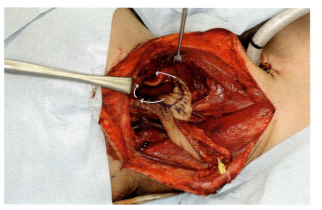

図 21. 皮弁の縫合順. 斜線部は脱上皮化する.

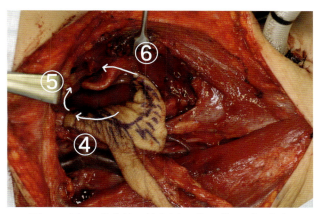

図 22. 図 21 縫合部の拡大図で ④→⑥ の順に縫合する.

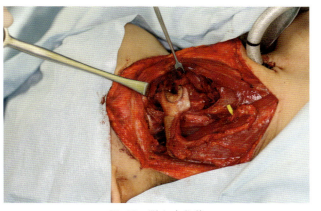

図 23. 脱上皮化後

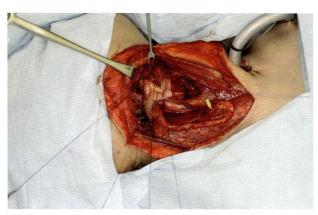

図 24. 最後に喉頭蓋部分を縫合する.

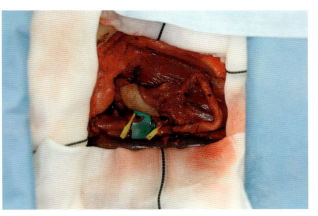

図 25. 上甲状腺動脈と橈骨動脈, 内頸静脈と伴走静脈とを吻合した.

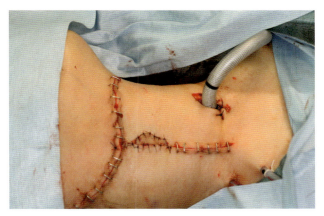

図 26. 閉創後. モニター皮弁を露出している.

更し経口水分摂取を許可する. 誤嚥が少量程度であれば, 嚥下圧の問題でなるべく早期にスピーチカニューレの一方弁を閉鎖した方がよい.

2) 食事摂取, 術後嚥下評価検査

水飲みテストと同時に, 嚥下状態を喉頭ファイバーで確認する. 術後早期では再建側をつぶす肢位, すなわち頸部を軽度回旋, 側屈して経口摂取をした方が誤嚥は少ない. 食事内容は, プリン, ゼリーから始める. 術後早期は食事摂取で疲労することがあるので, 無理をして経口摂取をしない

よう指導する．

おわりに

　下咽頭，食道再建は本稿に提示した再建術式以外にも様々ある．いずれにしても喉頭温存の可否で術式が異なるので他の文献も参考にされたい．近年，非喉頭温存例に関して，ボイスプロテーゼによる音声再建が盛んに行われているので，今後よりよい音声の質を追求した再建方法に変わる可能性がある．また，化学療法放射線治療後の救済手術が増加しているので，周術期合併症を回避するための再建法も熟考する必要がある．

参考文献

1) 中塚貴志：遊離空腸移植術．形成外科．**51**：297-305，2008．
2) 中溝宗永ほか：下咽頭食道切除後の一期的再建術式の検討．頭頸部癌．**33**(1)：17-21，2007．
3) 三谷浩樹ほか：下咽頭・頸部食道癌，喉頭癌化学放射線治療後 Salvage Surgery．日気食会報．**63**：430-435，2012．
4) 櫻庭　実ほか：遊離空腸移植における切除と再建の連携．頭頸部癌．**34**(3)：245-248，2008．
5) Nakatsuka, T., et al.：Comparative evaluation in pharyngo-oesophageal reconstruction：radial forearm flap compared with jejunal flap. A 10-year experience. Scand J Plast Reconstr Surg Hand Surg. **32**(3)：307-310，1998．
6) 杉山成史ほか：咽頭喉頭頸部食道摘出術後の再建における多施設共同研究．頭頸部癌．**32**(4)：486-493，2006．
7) Piazza, C., et al.：Reconstructive options after total laryngectomy with subtotal or circumferential hypopharyngectomy and cervical esophagectomy. Curr Opin Otolaryngol Head Neck Surg. **20**：77-88，2012．
8) Drinkwater, C. J., et al.：Optimal timing of wound drain removal following total joint arthroplasty. J Arthroplasty. **10**(2)：185-189，1995．
9) 須田佳人ほか：当科におけるボイスプロステーシス(PROVOX2)を用いた二期的気管食道瘻(T-E シャント)形成術．日耳鼻．**107**：1033-1037，2004．
10) 海老原　充：早期下咽頭癌部分切除のアプローチは？．JOHNS **26**(10)：1625-1627，2010．

◆特集／イチから学ぶ！頭頸部再建の基本

頭頸部再建における周術期管理の基本

赤澤　聡[*1]　中川雅裕[*2]

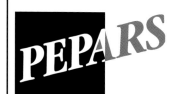

Key Words：頭頸部再建(head and neck reconstruction)，遊離組織移植(free flap)，周術期管理(perioperative management)，術後せん妄(postoperative delirium)，術後合併症(postoperative complication)

Abstract　頭頸部再建では多職種チーム医療が重要である．術前には多職種カンファレンスを行い，チーム内で情報や問題点を共有し対策を検討する．また，術前から術後合併症予防のための対策をとることが重要であり，当院では口腔ケア介入やせん妄予防の対策をとっている．術後は早期離床と早期 ADL の回復のため，適切な栄養・気道管理やリハビリテーションを再建部位ごとの問題点にも注意しながら行う必要がある．周術期管理の目標は術後合併症の予防と早期発見により早期回復を図ることである．皮弁チェックや創部管理により術後合併症を早期に発見し，発生した場合はできるだけ早く適切な対応をとり，重症化を避けることが重要である．また，今後は周術期管理のエビデンスを蓄積し，それに基づく管理を導入していく必要がある．

はじめに

　周術期管理の目標は，術後合併症の予防と早期発見および早期離床により早期に ADL の回復を図ることである．従来，頭頸部再建では術後1週間程度は頸部固定を行い，ベッド上安静としている施設が多くみられたが，近年では早期離床を行っても皮弁壊死の発生率は変わらず，むしろ術後せん妄やその他の周術期合併症発生率が低下するとの報告がなされている[1)2)]．本誌においても中川ら[3)]や牧野ら[4)]により報告されているように各施設で周術期管理の工夫がなされている．本稿では遊離組織移植による頭頸部再建における術前，術中，術後管理と上顎，下顎，口腔・中咽頭，下咽頭・頸部食道再建術それぞれにおける要点について当院で行っている方法につき報告する．

多職種チーム医療

　頭頸部再建手術の特徴は腫瘍切除・郭清部位，皮弁採取部位など手術範囲が大きく，呼吸・嚥下・発声などの重要な機能を持つ部位に手術侵襲が加わり，また手術時間が長いため侵襲度が高いことである．術後には気道管理や嚥下・発声のリハビリテーションも必要である．また，高齢者の罹患や高度の飲酒・喫煙歴があることが多く，術後せん妄発生リスクも高い．そのため切除・再建を行う頭頸部外科，形成外科に加え腫瘍内科，放射線科，歯科口腔外科，腫瘍精神科，リハビリテーション科，看護師，言語聴覚療法士，薬剤師，管理栄養士などの多職種によるチーム医療が必要である．当院では開院以来，多職種が術前より介入してチーム医療を行っている．多職種チーム医療を行うにあたっては，それぞれの職種がどのような役割を担って周術期管理を行うかを把握するため，術前に多職種でのカンファレンスを行うことはもちろんだがクリニカルパスや消化器外科領域で運用が始まった ERAS(enhanced recovery af-

---

[*1] Satoshi AKAZAWA, 〒411-8777　静岡県駿東郡長泉町長窪1007番地　静岡県立静岡がんセンター再建・形成外科，副医長
[*2] Masahiro NAKAGAWA, 同，部長

ter surgery)[5)~7)]などを頭頸部再建領域に適用することにより，医療従事者間でプロトコールおよび到達目標を共有することもチーム医療を円滑に進めるために重要である．

術　前

1．術前カンファレンス

術前カンファレンスでは多職種が集まり患者の情報や問題点を共有する．当院では頭頸部外科，形成外科，腫瘍内科，放射線科，歯科口腔外科，リハビリテーション科，言語聴覚療法士，外来・病棟看護師，管理栄養士などで多職種カンファレンスを行っている．複数科の医師による検討で治療方針が決定され，看護師は患者の生活環境，社会的背景，家族のサポートの有無などから看護計画を検討する．再建外科医は術前，術後の患者サポートに携わるチームに再建方法や術後に想定される機能面，整容面の変化などについて情報提供する．頭蓋底手術など複数科が関わる長時間手術の場合には術前に手術室看護師，麻酔科医とともに術中体位，使用器械の確認や手術のタイムスケジュールを作成している．

2．術前評価

術前には形成外科単独でもカンファレンスを行い症例ごとに問題点を検討する．頭頸部再建術前における検討項目としては年齢，性別，BMI，嗜好歴，合併症，切除範囲，再建方法，移植床血管，皮弁血管などが挙げられる．再建に用いる皮弁を患者の年齢，体型，全身状態，想定される術後の機能や整容性などを考慮して決定する．移植床血管の評価は術前のCTで行う．単純CTで動脈の石灰化，造影CTで移植床の動静脈描出の有無を評価する．再々建症例など移植床血管をより詳細に検討したい場合には，320列MDCTを用いて3次元的に評価している[8)]．浅側頭動静脈，顔面動静脈，内胸動静脈を移植床血管として予定する場合にはカラードップラエコー検査を行い，動静脈の位置関係，血管径，血流の向きを確認している．皮弁血管についても穿通枝や血管走行をカラードップラエコー検査でマーキングしている[9)]．併存疾患，嗜好歴，服薬歴などから術後合併症を予測し，予防のための対策をとることで合併症が生じた場合には早期に対応できる．

3．口腔ケア介入

頭頸部再建手術は鼻腔，口腔，咽頭などの常在菌による汚染が起こりやすい準清潔手術に分類される．手術時には口腔内と頸部が一時的に交通し感染のリスクが生じる．そのため当院では術前から口腔ケア介入を行っている．口腔ケアを行うことで口腔内の細菌数は減少し[10)11)]，周術期の口腔ケア介入で術後創感染，瘻孔形成，術後肺炎などの術後合併症発症率が有意に低くなることが報告されている[12)]．術前の外来受診時に口腔外科を受診し，口腔内診査および顎骨パノラマ撮影を行い口腔内の状態を評価する．この後，外来で歯科衛生士により口腔内歯石除去および歯ブラシを使った口腔清掃方法の説明を行っている．無歯顎の患者ではスポンジブラシを用いた粘膜清掃方法について説明する．その後は手術までセルフケアを行ってもらう．術後はICU入室後から看護師が口腔ケアを行う．術後は主にスポンジブラシを用いて皮弁や口腔内のケアを行い，患者の状態をみながらセルフケアに移行する．

4．術後せん妄予防

せん妄は入院患者の10~30%，高齢者の入院患者では10~40%で認められる頻度の高いものである．また頭頸部再建術後の患者において術後せん妄の発生率は比較的高いことが知られている．せん妄は過活動型，低活動型，混合型の3型のサブタイプに分類されるが周術期では点滴，ドレーン，気管チューブの自己抜去，転倒・転落などにつながる過活動型せん妄が問題になる．せん妄が重症化し長期化した場合，術後のリハビリテーションの遅れや入院期間が延長するなどの問題が生じるため，術前からせん妄対策を行い予防することを目標としている．当院では術後の頸部運動制限をなくし早期離床を行うことで術後せん妄は減少しているが[2)]，さらに術前から嗜好歴や服薬

表 1. せん妄の発症因子

- ●直接因子
  - ・限局性または広範囲の脳疾患
  - ・二次的に脳機能に影響を及ぼす全身性疾患(感染症,代謝性疾患,電解質異常など)
  - ・薬物や化学物質の中毒
  - ・アルコールや睡眠薬の離脱
- ●準備因子
  - ・60 歳以上の高齢
  - ・多発性脳梗塞やアルツハイマー病などの脳器質性疾患
- ●誘発因子
  - ・心理的ストレス
  - ・睡眠障害
  - ・感覚遮断または感覚過剰

(文献 13 より引用改変)

歴を評価し高リスク患者を把握することで術後の発生時にも早期に介入できるようにしている.せん妄の病因には①直接因子,②準備因子,③誘発因子がある(表1)[13].周術期では,①薬剤によるせん妄—医薬品誘発性せん妄と物質離脱せん妄,②高齢,③不眠,心理的ストレス,疼痛などが病因として挙げられる.睡眠薬や抗不安薬であるベンゾジアゼピン系,非ベンゾジアゼピン系睡眠薬によりせん妄を誘発することがあること,それらの依存性のため離脱によりせん妄を引き起こすことが知られている.当院では高齢,睡眠薬・抗不安薬常用,アルコール多飲など,せん妄ハイリスクの患者ではリエゾンカンファレンスと睡眠マネジメントによるせん妄予防を行っている.術前に睡眠薬の服用の有無,その服用歴などを確認して睡眠薬を漸次切り替えている.手術前後の睡眠リズムをつけるためにせん妄予防効果が確認されているメラトニン受容体アゴニストのラメルテオン(ロゼレム®)[14]に加え,オレキシン受容体拮抗薬のスボレキサント(ベルソムラ®)を定期処方として使用している.また不眠時指示で用いる薬剤はベンゾジアゼピン系薬剤ではなく,せん妄抑制作用のある鎮静系抗うつ薬であるミアンセリン(テトラミド®),トラゾドン(デジレル®)などを使用している.このような対策をとることで当院の頭頸部外科患者において長期化する重症のせん妄発生率が減少している.

術　後

1．術後安静度

術後は ICU で鎮静下に術翌朝までベッド上安静とし人工呼吸管理を行っている.入室後は静脈還流を考慮して頭部を 10° 程度挙上している.早期離床により皮弁壊死の発生率に差がないことや肺合併症や術後せん妄などの周術期合併症が減少することが報告[1,2]されており,当院では人工呼吸器離脱後はすぐに座位まで可能とし,午後に一般病棟に帰室後,立位から歩行までを行うようにしている.

2．皮弁チェック

皮弁チェックは視診,触診,pin prick test などで行う.視診では皮弁の色調と capillary refilling を評価する.虚血では蒼白となり,うっ血では初期は赤みを帯び,進行すると暗紫色を呈するようになる.口腔内では判断がつきづらいが触診上は,虚血では周辺よりやや冷たく触れ皮弁の張りが消失する.うっ血では皮弁の腫脹が強くなり緊満感を呈することが多い.Pin prick test は出血の有無と色で評価が行えるため視触診より客観的でわかりやすい方法である.当院では過去に報告したように血糖測定用の穿刺具を用いて pin prick test を施行している.これにより穿刺手技の統一を図り安全に pin prick test が行えている[15].出血が鮮紅色であれば問題ないが,うっ血色(暗赤色)で早い場合は静脈血栓が疑われる.うっ血色で遅い場

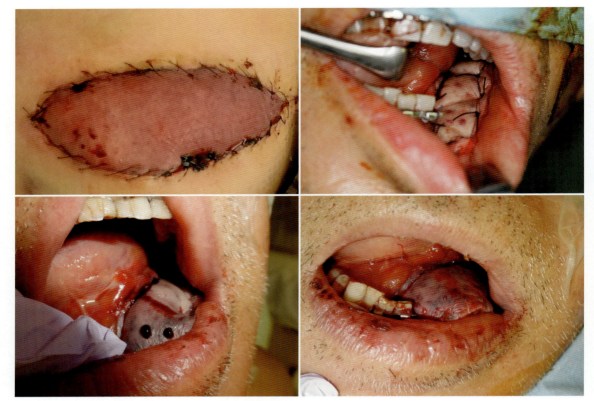

図 1. 術後静脈血栓

a：うっ血により皮弁が赤みを帯びている．
b：静脈血栓の症例だが色調および pin prick test では判別が難しい症例．数か所 pin prick test を行うと穿刺部が内出血斑により紫色の斑点状を示す（我々は，blueberry spot sign としている）．この症例では，血糖値が 29 mg/dl と低値を示した．
c：暗紫色で pin prick test の出血もうっ血色である．
d：病棟で開創し，静脈吻合部を開放するとうっ血を解除され皮弁からの出血の色は改善した．その後，手術室で再吻合術を行った（動脈血栓はなかった）．

合は，動脈血流の低下も生じている可能性がある．皮弁内での血流分布異常の場合もあるため，数か所で pin prick test を行って確認する．静脈血栓の場合は皮弁色調や pin prick test の出血により判断がつく場合が多いが，血栓形成早期では皮弁や出血の色調変化がはっきりしないこともある．血糖値による評価も報告されており[16]，判断に迷う場合は有用である（図 1）．

3．輸液・栄養管理

心血管系合併症などがある場合など全身管理上，中心静脈カテーテルを留置することもあるが，通常の再建症例では末梢ラインのみで対応している．早期に経管栄養を再開することで中心静脈カテーテルからの高カロリー輸液は必要なく末梢静脈からの輸液のみで十分である．当院では経鼻胃管から術後 1 日目の昼に白湯を投与し，問題なければ経管栄養を開始している．経管栄養の注入量を漸増していき末梢点滴から切り替える．投与量は体重 60〜70 kg に対して経管栄養を 1,500 kcal/日，水分量を 2,000 ml/日程度を目安に投与している（表 2）．以前は遊離空腸移植術の場合では術後 4 日目，それ以外の症例では術後 2 日目より経管栄養を開始していたが，消化器外科領域において消化管手術後でも術後 1 日目から経口摂取を開始しても問題ないことが報告されているため[17)18)]，現在では全例で術翌日から経管栄養を開始している．経管栄養チューブはできるだけ違和感がないようにしなやかで細いものを使用する．

表 2. 術後経管栄養の例

術後 1 日目より昼より経管栄養を開始する．白湯 100 m*l* 投与後，問題がなければ濃厚流動(エネーボなど)を開始する．その後は漸次増量して体重 60～70 kg に対して 1,500 kcal/日，水分量として 200 m*l*/日程度となるように調節する．(術後 3 日目までは抗生剤投与のための末梢ラインが留置されているため，4 日目より白湯を開始している．)

	1 日	2 日	3 日	4～6 日	7 日
朝	—	エネーボ 250 m*l*	エネーボ 250 m*l*	白湯 300 m*l* + エネーボ 250 m*l*	白湯 300 m*l* + エネーボ 250 m*l*
昼	白湯 100 m*l*	エネーボ 250 m*l*	エネーボ 500 m*l*	白湯 300 m*l* + エネーボ 500 m*l*	白湯 300 m*l* + エネーボ 500 m*l*
夕	エネーボ 250 m*l*	エネーボ 250 m*l*	エネーボ 500 m*l*	白湯 300 m*l* + エネーボ 500 m*l*	経口摂取開始

当院では 8 Fr. のフィーディングチューブを用いている．注意が必要なのは経管栄養への切り替え時である．経管栄養での注入の場合，投与量が必ずしもすべて吸収されるわけではない．また下痢などにより水分の喪失を生じることもある．そのため投与量に応じて輸液量を減少させた場合，予想より脱水傾向となる場合がある．血管内脱水は吻合部血栓，特に静脈血栓のリスクとなるため避けるべきである．ただし輸液を過剰に投与した場合，溢水により肺水腫や心不全などの原因となるため，種々のモニタリングにより適切な水分管理を行う必要がある．形成外科医も尿量，尿比重，体重変化，胸部 X 線などで評価を行い頭頸部外科と連携して適切な術後管理を行うようにする．術後 7 日目にビデオ嚥下造影検査(VF 検査)を行っている．リハビリテーション科，頭頸部外科，形成外科が参加してとろみを加えたバリウムやバリウムを加えた粥など，形態を変えながら口腔期，咽頭期，食道期の評価を行い直接訓練や経口摂取を開始していく．

4．気道管理

頭頸部再建手術においては，口腔内への皮弁移植や頸部郭清などによる喉頭浮腫により気道狭窄を生じる可能性があるため，気管切開が施行されることが多い．当院では手術室で気管内挿管チューブから気管切開用カフ付き単管カニューレに交換し，術後 2～3 日目を目安にスピーチカニューレへの交換を行っている．交換の目安はカフ上の唾液貯留が減少し喉頭の浮腫が軽減していることである．この時点でカフ上の貯留が多く浮腫が残存しているようであれば，カフ付きの複管カニューレに交換をしてカニューレ洗浄を行いやすくしている．スピーチカニューレに交換後，数日誤嚥なく経過し，口から排痰が可能で発声も良好であればスピーチカニューレを抜去する．前述のように術後 7 日目に VF 検査を行っているが，カニューレ留置(特にカフ付き)は嚥下時の喉頭挙上の妨げになるため可能な限り VF 検査前には抜去するようにしている．気管切開の閉鎖については術後化学放射線療法などの後療法時の気道管理に必要となる場合があるため頭頸部外科，腫瘍内科，放射線科と相談して決定する．

5．術後合併症

遊離皮弁移植術後の合併症としては吻合部血栓，創部感染などがある．

A．吻合部血栓

吻合部血栓は術後 1 週間までに生じることが多い．特に静脈血栓は術後の炎症期により血管内脱水となりやすく組織の浮腫が強くなる術後 48 時間までに生じることが多い．吻合部血栓が疑われた場合は，できるだけ早く開創して吻合部を確認する．静脈血栓では皮弁のうっ血状態が長時間になると皮弁ダメージが大きくなり，再吻合が行われても皮弁救済できなくなるため早期に静脈を切離・開放してうっ血状態を解除する必要がある．その後は，できるだけ早く手術室で再吻合術を行う．再吻合でも皮弁血流の改善が得られない場合は移植床血管の有無などにより再遊離皮弁移植や有茎皮弁による再建術を考慮する．

B．創部感染

創部感染では局所の発赤などの感染徴候，腫脹，触診での貯留感，異臭にも注意する．また，術後数

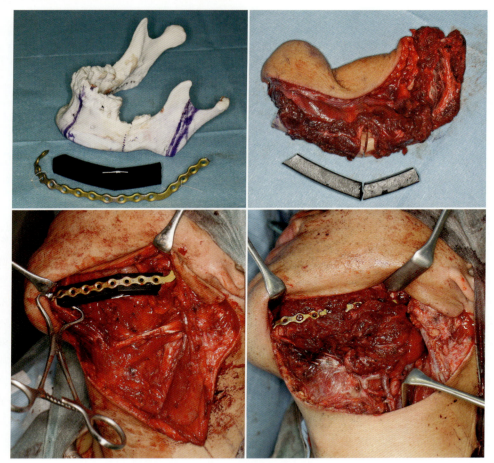

図 2. 下顎再建
a：術前に成型した再建プレートとラバースティック
b：ラバースティックに合わせて腓骨の骨切
c：実際にラバースティックの適合を確認
d：骨固定，血管吻合終了後

日を経過しても発熱が続いたり，白血球数や CRP が高値であったりする場合も感染を疑う．口腔内や頸部の縫合部を観察し瘻孔形成や膿の排出がないか確認する．局所の感染徴候を認め，創部感染が疑われた場合は血管吻合部に注意して躊躇せず開創する．創部感染が疑われるが発熱のみで局所所見がはっきりしない場合は造影 CT やエコー検査などで膿瘍の有無と局在を評価する．膿瘍形成がある場合は早期にドレナージを行い，必要があれば洗浄やペンローズドレーンの挿入を行う．

各種再建術後

1．上顎再建

上顎再建は再建材料や硬性再建の有無など，施設間で再建方法が異なる．口腔内に皮弁が移植される場合には，そのボリュームのため気管切開が行われることもあるが気道への影響は少なく比較的早期に閉鎖が可能である．しかし，皮弁ボリュームにより患側鼻腔の狭小化が生じるため，当院では長期に鼻腔エアウェイを挿入し鼻呼吸の維持と術後の鼻腔狭窄を予防している．また口蓋閉鎖を行っていない場合や術後の経過で術後瘻孔形成がある場合は，摂食・発声時の鼻腔への漏れを防止するために口腔外科にコンサルトし顎義歯を作成する．

2．下顎再建

下顎再建後においては形態的再建に加えて咬合の再現が重要である．術前に 3 次元立体モデルを作成し，あらかじめプレートを成型することで術

中の細工を簡便化できる．術中にラバースティックを参考に腓骨を骨切りし，バイトプレートを用いて顎間固定を行い，術前に成型したプレートで固定することで良好な形態と残存歯の咬合を再現した再建を行うことが可能である（図2）[19]．術後は適切な咬合位を得られるようアーチバーや顎間固定用スクリューなどを用いたゴム牽引を行う．再建に遊離腓骨皮弁を用いた場合にも血栓予防のためできるだけ早期に立位や下肢の運動の再開が望ましいと考えている．当院ではシーネ固定をした上で，腓骨採取部に植皮を行った場合でも他の再建術後と同様に術翌日から早期離床を行っている．

3．口腔・中咽頭

口腔・中咽頭再建術後では気道管理と嚥下訓練が重要である．特に舌亜全摘症例の再建においては再建舌のボリュームが大きく，咽喉頭の浮腫も伴うため，術後しばらくは口峡部から咽頭腔の狭小化が生じる．気道管理も他部位の再建と比較するとカフ付きのカニューレからスピーチカニューレへの変更には時間を要することが多い．その場合は前述のように複管カニューレを使用している．しかし，VF 検査時にはカフ付きカニューレは嚥下の障害となる可能性もあり，スピーチカニューレへ変更しておくことが望ましい．嚥下機能の評価のため VF 検査は他部位と同様に1週間で施行するが，その評価にあわせて嚥下リハビリを行う．

4．下咽頭・頸部食道再建

咽喉頭食道全摘術もしくは下咽頭部分切除術後の再建では，遊離空腸移植または空腸弁や皮弁によるパッチでの再建が行われる．一般的にはモニター空腸や皮島を頸部に作成することで術後の血流評価を行う．術後せん妄を認める場合やその可能性が高い場合は，モニター空腸を引っ張ることによる副損傷のリスクがあるためモニター空腸を作成しないようにしている．その場合は頸部に小切開を置き，直視下に空腸もしくは腸間膜の色調を確認することで血流評価を行うこととしている．モニター空腸を作成せず，超音波ドップラで評価を行うとの報告[20]もあるが，頸部皮膚の血流により偽陽性となることもあるため信頼性が低い．モニター空腸は通常，術後4日目に切離している．術後透視は術後1週間を目安に行う．この時点で縫合不全の有無と吻合部狭窄の有無を評価し経口摂取を開始する．以前は放射線治療後の患者では2週間後に術後透視を行っていたが[21]，現在は1週間後としている．術後透視時に縫合不全の徴候を認めない場合でも吻合部周囲の死腔の存在などにより遅れて縫合不全を生じる場合があるので，頸部の感染徴候の有無には食事開始後も注意する必要がある．

まとめ

当院の周術期管理につき概要を述べた．術前検討を十分に行い，対策をとることで手術期合併症を予防でき，また発生時にも早期の対応が可能となる．また多職種チーム医療を円滑に行うためには他職種の役割を認識しながら周術期管理を行うべきである．そのためにも今後は頭頸部再建における周術期管理のエビデンスの蓄積とそれに基づく周術期管理のプロトコールを作成することが必要である．

文献

1) 中川雅裕ほか：マイクロサージャリー術後のベッド上安静は必要か？．頭頸部癌．**35**：412-415，2009．
2) 中川雅裕ほか：頭頸部マイクロ手術後の安静度と術後せん妄の関係について．頭頸部癌．**31**：576-580，2005．
3) 中川雅裕ほか：【悪性腫瘍切除後の頭頸部再建のコツ】周術期管理．PEPARS．**60**：79-86，2011．
4) 牧野陽二郎ほか：頭頸部再建．チーム医療としての再建外科医の役割．PEPARS．**83**：68-76，2013．
5) Fearon, K. C. H., et al.：Enhanced recovery after surgery：A consensus review of clinical care for patients undergoing colonic resection. Clin Nutr. **24**：466-477，2005．
6) 佐藤 弘：胸部食道癌手術に対する ERAS．消化

器外科．**34**：401-405，2011．
7) 井上啓太ほか：形成外科手術と ERAS（Enhanced Recovery After Surgery）プロトコール．PEPARS．**83**：1-8，2013．
8) Nagamatsu, S., et al.：Clinical application of 320-row multiditector computed tomography for a dynamic three-dimensional vascular study：imaging findings and initial experience. J Plast Reconstr Aesthet Surg. **63**：1736-1739, 2010.
9) 井上啓太ほか：前外側大腿皮弁における術前超音波カラードップラー法の有用性について．日マイクロ会誌．**17**：239-245，2004．
10) 引田克彦ほか：プロフェッショナル・オーラル・ヘルス・ケアを受けた高齢者の咽頭細菌数の変動．日老医誌．**34**：125-129，1997．
11) 米山武義：歯周病と誤嚥性肺炎．医学のあゆみ．**232**：194-197，2010．
12) 太田洋二郎：口腔ケア介入は頭頸部進行癌における再建手術の術後合併症を減少させる―静岡県立静岡がんセンターにおける挑戦―．歯科展望．**106**：766-772，2005．
13) Lipowski, Z. J.：Acute Confusional States. Oxford University Press, New York, 1990.
14) Hatta, K., et al.：Preventive effects of ramelteon on delirium：a randomized placebo-controlled trial. JAMA Psychiatry. **71**：397-403, 2014.
15) 飯田拓也ほか：遊離皮弁移植後の血流モニタリング標準化の試み　採血用穿刺具による pin prick test の特性について．日マイクロ会誌．**20**：40-45，2007．
16) Hara, H., et al.：Blood glucose measurement for flap monitoring to salvage flaps from venous thrombosis. J Plast Reconstr Aesthet Surg. **65**：616-619, 2012.
17) Osland, E., et al.：Early versus traditional postoperative feeding in patients undergoing resectional gastrointestinal surgery：a meta-analysis. JPEN J Parenter Enteral Nutr. **35**：473-487, 2011.
18) Zhuang, C. L., et al.：Early versus traditional postoperative oral feeding in patients undergoing elective colorectal surgery：a meta-analysis of randomized clinical trials. Dig Surg. **30**：225-232, 2013.
19) Katsuragi, Y., et al.：Mandible reconstruction using the calcium-sulphate three-dimensional model and rubber stick：A new method, 'mould technique', for more accurate, efficient and simplified fabrication. J Plast Reconstr Aesthet Surg. **64**：614-622, 2011.
20) 多久嶋亮彦ほか：マイクロサージャリーによる血行再建術の要点．日外会誌．**102**：625-631，2001．
21) 赤澤聡ほか：咽喉食摘術に対する遊離空腸移植症例の術後合併症についての検討．頭頸部癌．**36**：73-76，2010．

FAXによる注文・住所変更届け

改定：2015年1月

毎度ご購読いただきましてありがとうございます．
　読者の皆様方に小社の本をより確実にお届けさせていただくために，FAXでのご注文・住所変更届けを受けつけております．この機会に是非ご利用ください．

◇ご利用方法

　FAX専用注文書・住所変更届けは，そのまま切り離してFAX用紙としてご利用ください．また，注文の場合手続き終了後，ご購入商品と郵便振替用紙を同封してお送りいたします．**代金が5,000円をこえる場合，代金引換便とさせて頂きます．**その他，申し込み・変更届けの方法は電話，郵便はがきも同様です．

◇代金引換について

　本の代金が5,000円をこえる場合，代金引換とさせて頂きます．配達員が商品をお届けした際に，現金またはクレジットカード・デビットカードにて代金を配達員にお支払い下さい（本の代金＋消費税＋送料）．（※年間定期購読と同時に5,000円をこえるご注文を頂いた場合は代金引換とはなりません．郵便振替用紙を同封して発送いたします．代金後払いという形になります．送料は定期購読を含むご注文の場合は頂きません）

◇年間定期購読のお申し込みについて

　年間定期購読は，1年分を前金で頂いておりますため，代金引換とはなりません．郵便振替用紙を本と同封または別送いたします．送料無料，また何月号からでもお申込み頂けます．
　毎年末，次年度定期購読のご案内をお送りいたしますので，定期購読更新のお手間が非常に少なく済みます．

◇住所変更届けについて

　年間購読をお申し込みされております方は，その期間中お届け先が変更します際，必ずご連絡下さいますようよろしくお願い致します．

◇取消，変更について

　取消，変更につきましては，お早めにFAX，お電話でお知らせ下さい．
　返品は，原則として受けつけておりませんが，返品の場合の郵送料はお客様負担とさせていただきます．その際は必ず小社へご連絡ください．

◇ご送本について

　ご送本につきましては，ご注文がありましてから約1週間前後とみていただきたいと思います．お急ぎの方は，ご注文の際にその旨をご記入ください．至急送らせていただきます．2～3日でお手元に届くように手配いたします．

◇個人情報の利用目的

　お客様から収集させていただいた個人情報，ご注文情報は本サービスを提供する目的（本の発送，ご注文内容の確認，問い合わせに対しての回答等）以外には利用することはございません．

　その他，ご不明な点は小社までご連絡ください．

株式会社 全日本病院出版会　〒113-0033 東京都文京区本郷 3-16-4-7F
電話 03(5689)5989　FAX 03(5689)8030　郵便振替口座 00160-9-58753

FAX専用注文書

皮膚・形成 1605

年　月　日

○印	PEPARS	定価(税込)	冊数
	2016年1月～12月定期購読(No.109～120；年間12冊)(送料弊社負担)	41,040円	
	PEPARS No.111 形成外科領域におけるレーザー・光・高周波治療	5,400円	
	PEPARS No.100 皮膚外科のための皮膚軟部腫瘍診断の基礎	5,400円	
	PEPARS No.99 美容外科・抗加齢医療―基本から最先端まで―	5,400円	
	PEPARS No.87 眼瞼の美容外科 手術手技アトラス	5,400円	
	バックナンバー(号数と冊数をご記入ください) No.		

○印	Monthly Book Derma.	定価(税込)	冊数
	2016年1月～12月定期購読(No.239～251；年間13冊)(送料弊社負担)	40,716円	
	MB Derma. No.242 皮膚科で診る感染症のすべて	5,832円	
	MB Derma. No.236 実践 子ども皮膚科外来	5,184円	
	MB Derma. No.229 日常皮膚診療に役立つアレルギー百科	5,832円	
	MB Derma. No.223 理路整然 体系化ダーモスコピー	5,184円	
	バックナンバー(号数と冊数をご記入ください) No.		

○印	瘢痕・ケロイド治療ジャーナル		
	バックナンバー(号数と冊数をご記入ください) No.		

○印	書籍	定価(税込)	冊数
	そこが知りたい 達人が伝授する日常皮膚診療の極意と裏ワザ 新刊	12,960円	
	肘実践講座 よくわかる野球肘 肘の内側部障害―病態と対応― 新刊	9,180円	
	みみ・はな・のど感染症への上手な抗菌薬の使い方 新刊	5,616円	
	創傷治癒コンセンサスドキュメント―手術手技から周術期管理まで― 新刊	4,320円	
	複合性局所疼痛症候群(CRPS)をもっと知ろう	4,860円	
	カラーアトラス 乳房外Paget病―その素顔―	9,720円	
	スキルアップ！ニキビ治療実践マニュアル	5,616円	

○	書名	定価	冊数	○	書名	定価	冊数
	今さら聞けない！小児のみみ・はな・のど診療Q&A Ⅰ巻	6,264円			今さら聞けない！小児のみみ・はな・のど診療Q&A Ⅰ巻	6,264円	
	超アトラス眼瞼手術―眼科・形成外科の考えるポイント―	10,584円			実践アトラス 美容外科注入治療	8,100円	
	イチから知りたいアレルギー診療	5,400円			イチからはじめる 美容医療機器の理論と実践	6,480円	
	見落とさない！見間違えない！この皮膚病変	6,480円			アトラスきずのきれいな治し方 改訂第二版	5,400円	
	図説 実践手の外科治療	8,640円			腋臭症・多汗症治療実践マニュアル	5,832円	
	使える皮弁術 上巻	12,960円			使える皮弁術 下巻	12,960円	
	匠に学ぶ皮膚科外用療法	7,020円			目で見る口唇裂手術	4,860円	
	多血小板血漿(PRP)療法入門	4,860円			すぐに役立つ日常皮膚診療における私の工夫	10,800円	

お名前　フリガナ　　　　　　　　　　　　　　　㊞　　診療科

ご送付先　〒　－　　□自宅　□お勤め先

電話番号　　　　　　　　　　　　　　　　　　　　□自宅　□お勤め先

バックナンバー・書籍合計5,000円以上のご注文は代金引換発送になります

―お問い合わせ先―
㈱全日本病院出版会営業部
電話 03(5689)5989

FAX 03(5689)8030

FAX 03-5689-8030
全日本病院出版会行

年　月　日

住所変更届け

お名前	フリガナ	
お客様番号		毎回お送りしています封筒のお名前の右上に印字されております8ケタの番号をご記入下さい。
新お届け先	〒　　　　都道府県	
新電話番号	（　　　）	
変更日付	年　月　日より	月号より
旧お届け先	〒	

※ 年間購読を注文されております雑誌・書籍名に✓を付けて下さい。
   □ Monthly Book Orthopaedics （月刊誌）
   □ Monthly Book Derma. （月刊誌）
   □ 整形外科最小侵襲手術ジャーナル （季刊誌）
   □ Monthly Book Medical Rehabilitation （月刊誌）
   □ Monthly Book ENTONI （月刊誌）
   □ PEPARS （月刊誌）
   □ Monthly Book OCULISTA （月刊誌）

FAX 03-5689-8030
全日本病院出版会行

PEPARS

2007 年
- No. 14 縫合の基本手技 〈増大号〉
  編集／山本有平

2010 年
- No. 37 穿通枝皮弁マニュアル 〈増大号〉
  編集／木股敬裕

2011 年
- No. 51 眼瞼の退行性疾患に対する眼形成外科手術 〈増大号〉
  編集／村上正洋・矢部比呂夫
- No. 54 形成外科手術 麻酔パーフェクトガイド
  編集／渡辺克益
- No. 58 Local flap method
  編集／秋元正宇

2012 年
- No. 61 救急で扱う顔面外傷治療マニュアル
  編集／久徳茂雄
- No. 62 外来で役立つ にきび治療マニュアル
  編集／山下理絵
- No. 65 美容外科的観点から考える口唇口蓋裂形成術
  編集／百束比古
- No. 66 Plastic Handsurgery 形成手外科
  編集／平瀬雄一
- No. 67 ボディの美容外科
  編集／倉片 優
- No. 68 レーザー・光治療マニュアル
  編集／清水祐紀
- No. 69 イチから始めるマイクロサージャリー
  編集／上田和毅
- No. 70 形成外科治療に必要なくすりの知識
  編集／宮坂宗男
- No. 71 血管腫・血管奇形治療マニュアル
  編集／佐々木 了
- No. 72 実践的局所麻酔—私のコツ—
  編集／内田 満

2013 年
- No. 73 形成外科における MDCT の応用
  編集／三鍋俊春
- No. 75 ここが知りたい！顔面の Rejuvenation
  —患者さんからの希望を中心に— 〈増大号〉
  編集／新橋 武
- No. 76 Oncoplastic Skin Surgery
  —私ならこう治す！
  編集／山本有平
- No. 77 脂肪注入術と合併症
  編集／市田正成
- No. 78 神経修復法—基本知識と実践手技—
  編集／柏 克彦
- No. 79 褥瘡の治療 実践マニュアル
  編集／梶川明義
- No. 80 マイクロサージャリーにおける合併症とその対策
  編集／関堂 充
- No. 81 フィラーの正しい使い方と合併症への対応
  編集／征矢野進一
- No. 82 創傷治療マニュアル
  編集／松崎恭一
- No. 83 形成外科における手術スケジュール
  —エキスパートの周術期管理—
  編集／中川雅裕
- No. 84 乳房再建術 update
  編集／酒井成身

2014 年
- No. 85 糖尿病性足潰瘍の局所治療の実践
  編集／寺師浩人
- No. 86 爪—おさえておきたい治療のコツ—
  編集／黒川正人
- No. 87 眼瞼の美容外科 手術手技アトラス 〈増大号〉
  編集／野平久仁彦
- No. 88 コツがわかる！形成外科の基本手技
  —後期臨床研修医・外科系医師のために—
  編集／上田晃一
- No. 89 口唇裂初回手術
  —最近の術式とその中期的結果—
  編集／杠 俊介
- No. 90 顔面の軟部組織損傷治療のコツ
  編集／江口智明
- No. 91 イチから始める手外科基本手技
  編集／高見昌司
- No. 92 顔面神経麻痺の治療 update
  編集／田中一郎
- No. 93 皮弁による難治性潰瘍の治療
  編集／亀井 譲
- No. 94 露出部深達性熱傷・後遺症の手術適応と治療法
  編集／横尾和久
- No. 95 有茎穿通枝皮弁による四肢の再建
  編集／光嶋 勲

バックナンバー一覧

No. 96　口蓋裂の初回手術マニュアル
　　　　─コツと工夫─
　　　　　編集／土佐泰祥

2015 年
No. 97　陰圧閉鎖療法の理論と実際
　　　　　編集／清川兼輔
No. 98　臨床に役立つ 毛髪治療 update
　　　　　編集／武田　啓
No. 99　美容外科・抗加齢医療
　　　　─基本から最先端まで─ 増大号
　　　　　編集／百束比古
No. 100　皮膚外科のための皮膚軟部腫瘍診断の
　　　　基礎 臨時増大号
　　　　　編集／林　礼人
No. 101　大腿部から採取できる皮弁による再建
　　　　　編集／大西　清
No. 102　小児の頭頸部メラニン系あざ治療のスト
　　　　ラテジー
　　　　　編集／渡邊彰二
No. 103　手足の先天異常はこう治療する
　　　　　編集／福本恵三
No. 104　これを読めばすべてがわかる！骨移植
　　　　　編集／上田晃一
No. 105　鼻の美容外科
　　　　　編集／菅原康志
No. 106　thin flap の整容的再建
　　　　　編集／村上隆一
No. 107　切断指再接着術マニュアル
　　　　　編集／長谷川健二郎

No. 108　外科系における PC 活用術
　　　　　編集／秋元正宇

2016 年
No. 109　他科に学ぶ形成外科に必要な知識
　　　　─頭部・顔面編─
　　　　　編集／吉本信也
No. 110　シミ・肝斑治療マニュアル
　　　　　編集／山下理絵
No. 111　形成外科領域におけるレーザー・光・
　　　　高周波治療 増大号
　　　　　編集／河野太郎
No. 112　顔面骨骨折の治療戦略
　　　　　編集／久徳茂雄

各号定価 3,240 円．ただし，No. 14, 37, 51, 75, 87, 99, 100, 111 は増大号のため，定価 5,400 円．
在庫僅少品もございます．品切の場合はご容赦ください．

（2016 年 5 月現在）

本頁に掲載されていないバックナンバーにつきましては，弊社ホームページ（http://www.zenniti.com）をご覧下さい．

全日本病院出版会　　　検 索　click

2016 年 年間購読 受付中！
年間購読料　41,040 円（消費税込）（送料弊社負担）
（通常号 11 冊，増大号 1 冊：合計 12 冊）

次号予告

手・上肢の組織損傷・欠損治療マニュアル

No.114（2016年6月号）

編集／東京医科大学教授　松村　一

上肢における再接着術	森岡　康祐ほか
指尖部欠損に対する治療	根本　充ほか
外傷・熱傷による組織損傷・欠損の治療：	
手部の組織欠損に対する治療	石河　利広
外傷・熱傷による組織損傷・欠損の治療：	
手背・手掌熱傷に対する治療	田中　克己
外傷・熱傷による組織損傷・欠損の治療：	
手・上肢の瘢痕拘縮に対する治療	鳥谷部荘八
腫瘍切除後の再建：指・手部の	
腫瘍切除後の再建	松浦愼太郎
腫瘍切除後の再建：前腕・肘部・	
上肢の切除後の再建	澤泉　雅之ほか
手・上肢への皮弁採取後の再建	成島　三長ほか
麻痺手や神経再建	平瀬　雄一
上肢リンパ浮腫に対する治療	三上　太郎ほか

編集顧問：栗原邦弘　東京慈恵会医科大学前教授
　　　　　中島龍夫　慶應義塾大学名誉教授
編集主幹：百束比古　日本医科大学名誉教授
　　　　　光嶋　勲　東京大学教授
　　　　　上田晃一　大阪医科大学教授

No.113　編集企画：
　　　橋川　和信　神戸大学准教授

PEPARS　No.113
2016年5月10日発行（毎月1回10日発行）
定価は表紙に表示してあります．
Printed in Japan

発行者　末　定　広　光
発行所　株式会社　全日本病院出版会
〒113-0033 東京都文京区本郷3丁目16番4号
　　　電話（03）5689-5989　Fax（03）5689-8030
　　　郵便振替口座 00160-9-58753

印刷・製本　三報社印刷株式会社　電話（03）3637-0005
広告取扱店　㈱日本医学広告社　電話（03）5226-2791

Ⓒ ZEN・NIHONBYOIN・SHUPPANKAI, 2016

・本誌に掲載する著作物の複製権・翻訳権・上映権・譲渡権・公衆送信権（送信可能化権を含む）は株式会社全日本病院出版会が保有します．
・JCOPY ＜（社）出版者著作権管理機構　委託出版物＞
本誌の無断複写は著作権法上での例外を除き禁じられています．複写される場合は，そのつど事前に，（社）出版者著作権管理機構（電話 03-3513-6969, FAX 03-3513-6979, e-mail: info@jcopy.or.jp）の許諾を得てください．
・本誌をスキャン，デジタルデータ化することは複製に当たり，著作権法上の例外を除き違法です．代行業者等の第三者に依頼して同行為をすることも認められておりません．

「使える皮弁術─適応から挙上法まで─ 上・下巻」

編集／慶應義塾大学教授　中島 龍夫
　　　日本医科大学教授　　百束 比古

B5判　オールカラー　定価各12,000円＋税

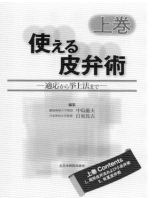

▽皮弁外科の第一線で活躍するエキスパートが豊富なイラストや写真で本当に「使える」皮弁術を詳しく解説！

▽「局所皮弁法および小皮弁術」、「有茎皮弁術」、「遊離皮弁術」、「特殊な概念の皮弁術・新しい方法」の4部に分けて、わかりやすくまとめました！

是非、手にお取りください！！

 目次

上巻　188頁

Ⅰ．局所皮弁法および小皮弁術
Z形成術とその理論─planimetric Z plasty を含めて─
皮膚欠損修復に有用な幾何学的局所皮弁法
正方弁法と square flap principle
眼瞼、頬部再建に有用な局所皮弁
逆行性顔面動脈皮弁─特に外鼻、口唇の再建─
SMAP皮弁─顔面再建─
美容外科で用いる局所皮弁
唇裂手術に有用な局所皮弁・皮下茎皮弁
手・指の再建に有用な皮弁
皮下茎皮弁の適応─体幹四肢の再建─
Central axis flap method─multilobed propeller flap, scar band rotation flap, pin-wheel flap─
舌弁の適応と作成法

Ⅱ．有茎皮弁術
大胸筋皮弁─頭頚部再建─
後頭頚部皮弁　Occipito-Cervico(OC) flap
SCAP(superficial cervical artery perforator) 皮弁─頭頚部再建　遊離皮弁の可能性も含めて─
鎖骨上皮弁─頚部再建─
DP皮弁・僧帽筋皮弁─頭頚部再建─
広背筋皮弁
有茎腹直筋皮弁─乳房・胸壁・会陰部・骨盤腔の再建─
SEPA皮弁─男性外陰部再建など─
殿溝皮弁(Gluteal fold flap)
大殿筋穿通枝皮弁─仙骨部再建─
VAFを利用した大腿部皮弁─鼠径外陰部再建─
大腿二頭筋皮弁─坐骨部褥瘡再建─
遠位茎腓腹皮弁による下腿・足再建
内側足底皮弁─踵再建─
DP皮弁─頭頚部再建─

下巻　192頁

Ⅲ．遊離皮弁術
前外側大腿皮弁─anterolateral thigh flap；ALT皮弁─
鼠径皮弁
浅腸骨回旋動脈穿通枝皮弁(superficial circumflex iliac artery perforator flap；SCIP flap)
肩甲下動脈皮弁─肩甲皮弁, 広背筋皮弁, 肩甲骨弁, 肋骨弁─
TAP皮弁
腹直筋皮弁
DIEP flap
S-GAP flap(上殿動脈穿通枝皮弁)・I-GAP(下殿動脈穿通枝皮弁)
前腕皮弁
内側腓腹筋穿通枝皮弁
腓骨穿通枝皮弁と腓骨弁
足・足趾からの遊離皮弁

Ⅳ．特殊な概念の皮弁術・新しい方法
瘢痕皮弁　Scar(red) flap
キメラ型移植術による頭頚部再建
穿通枝スーパーチャージング超薄皮弁
穿通枝茎プロペラ皮弁法─The Perforator Pedicled Propeller(PPP) Flap Method─
穿通枝皮弁と supermicrosurgery
プレファブ皮弁─血管束移植皮弁と組織移植皮弁─
顔面神経麻痺の機能再建(1)　側頭筋移行術
顔面神経麻痺の機能再建(2)　薄層前鋸筋弁
機能再建─有茎肋骨付き広背筋皮弁を用いた上腕の機能再建─
皮弁による上眼瞼の機能再建
内胸動脈第3肋間穿通枝と胸肩峰動脈の吻合を利用した大胸筋皮弁
Expanded-prefabricated flap
VAFとV-NAF
拡大大殿筋皮弁

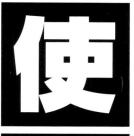
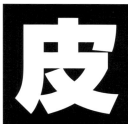
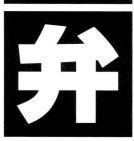
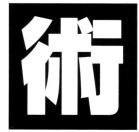

(株)全日本病院出版会

〒113-0033　東京都文京区本郷3-16-4
TEL：03-5689-5989　FAX：03-5689-8030

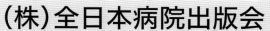

おもとめはお近くの書店または弊社ホームページ(http://www.zenniti.com)まで！

平成28年5月10日発行 No.113

2016年　全日本病院出版会　年間購読ご案内

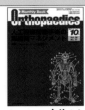

マンスリーブック　オルソペディクス
編集主幹
金子和夫／順天堂大教授
松本守雄／慶應大教授

Vol. 29　No. 1～13（月刊）
税込年間購読料　38,232円
（通常号11冊・増大号1冊・増刊号1冊）
2016年特集テーマ——————以下続刊
No. 4　外反母趾の治療 最前線
No. 5　復帰を早めるスポーツ損傷低侵襲手術テクニック 増大

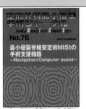

整形外科最小侵襲手術ジャーナル
最先端を分かりやすくまとめた
実践的手術ジャーナルです．
整形外科手術の新しいノウハウを
ぜひ臨床にご活用ください．

No. 78～81（季刊）
税込年間購読料　13,824円
（通常号4冊：2, 5, 9, 12月発行）
2016年特集テーマ——————以下続刊
No. 78　手の骨折に対する最小侵襲手術—適応とコツ—
No. 79　低侵襲脊椎手術の合併症とRevision Surgery

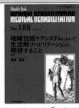

マンスリーブック　メディカルリハビリテーション
編集主幹
宮野佐年／総合東京病院リハビリ
　　　　　　テーションセンター長
水間正澄／昭和大学教授

No. 192～204（月刊）
税込年間購読料　39,398円
（通常号11冊・増大号1冊・増刊号1冊）
2016年特集テーマ——————以下続刊
No. 195　骨粗鬆症update—リハビリテーションとともに— 増大
No. 196　パーキンソニズムの診断とリハビリテーション

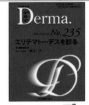

マンスリーブック　デルマ
編集主幹
塩原哲夫／杏林大名誉教授
照井　正／日本大教授
大山　学／杏林大教授

No. 239～251（月刊）
税込年間購読料　40,716円
（通常号11冊・増大号1冊・増刊号1冊）
2016年特集テーマ——————以下続刊
No. 243　皮膚科医が行う足診療
No. 244　汗の対処法update

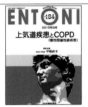

マンスリーブック　エントーニ
編集主幹
本庄　巖／京大名誉教授
市川銀一郎／順天堂大名誉教授

No. 188～200（月刊）
税込年間購読料　40,716円
（通常号11冊・増大号1冊・増刊号1冊）
2016年特集テーマ——————以下続刊
No. 192　耳鼻咽喉科スキルアップ32 増刊
No. 193　アレルギー性鼻炎と舌下免疫療法

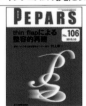

形成外科関連分野の新雑誌　ペパーズ
編集主幹
百束比古／日本医大名誉教授
光嶋　勲／東大教授
上田晃一／大阪医大教授

No. 109～120（月刊）
税込年間購読料　41,040円
（通常号11冊・増大号1冊）
2016年特集テーマ——————以下続刊
No. 112　顔面骨骨折の治療戦略
No. 113　イチから学ぶ！頭頸部再建の基本

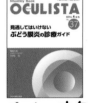

マンスリーブック　オクリスタ
編集主幹
村上　晶／順天堂大教授
高橋　浩／日本医大教授

No. 34～45（月刊）
税込年間購読料　38,880円
（通常号12冊）
2016年特集テーマ——————以下続刊
No. 37　見逃してはいけない ぶどう膜炎の診療ガイド
No. 38　術後感染症対策マニュアル

年間購読のお客様には送料サービスにて最新号をお手元にお届けいたします。そのほかバックナンバーもぜひお買い求めください。

♣ 書籍のご案内 ♣

◆ MB Derma. 創刊20周年記念書籍
　そこが知りたい 達人が伝授する日常皮膚診療の極意と裏ワザ
　編／宮地良樹　定価12,000円＋税 B5判 380頁

◆ 創傷治癒コンセンサスドキュメント
　—手術手技から周術期管理まで—
　編／日本創傷治癒学会　定価4,000円＋税 B5判 236頁

◆ みみ・はな・のど感染症への上手な抗菌薬の使い方
　—知りたい，知っておきたい，知っておくべき使い方—
　編／鈴木賢二　定価5,200円＋税 B5判 136頁

◆ 医療・看護・介護で役立つ嚥下治療エッセンスノート
　編著／福村直毅　定価3,300円＋税 A5判 202頁

◆ 複合性局所疼痛症候群（CRPS）をもっと知ろう
　編／堀内行雄　定価4,500円＋税 B5判 130頁

◆ カラーアトラス乳房外Paget病—その素顔—
　著／熊野公子ほか　定価9,000円＋税 B5判 252頁

ご注文は，お近くの書店，もしくはお電話，Fax，インターネット，いずれでも！！

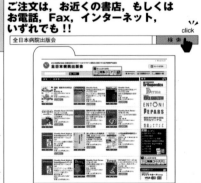

全日本病院出版会　検索

全日本病院出版会
〒113-0033 東京都文京区本郷3-16-4
TEL : 03-5689-5989
FAX : 03-5689-8030
http://www.zenniti.com

ISBN978-4-86519-313-8 C3047 ¥3000E

定価（本体価格3,000円＋税）

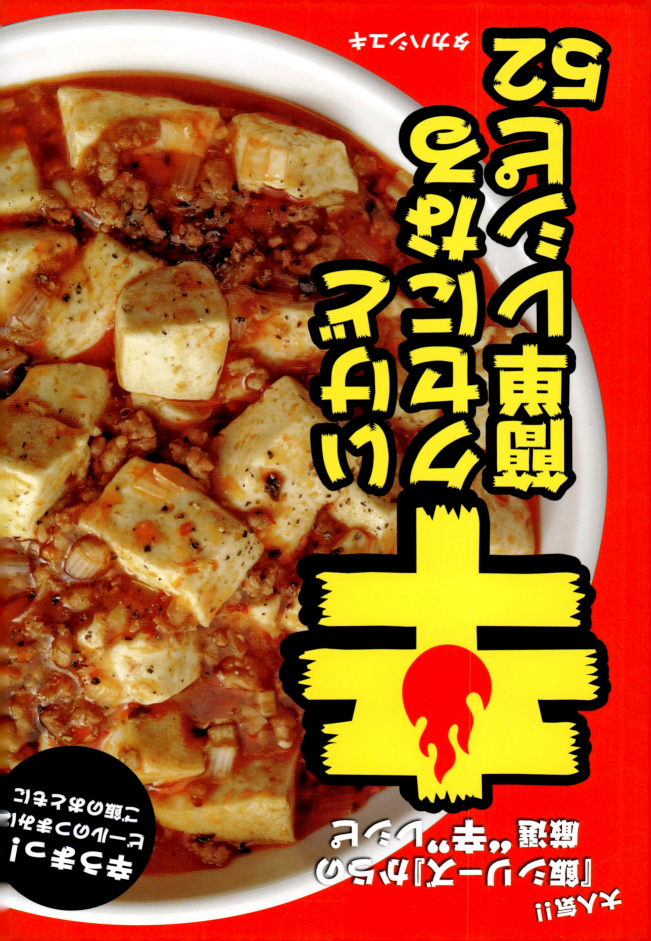

じっくり！